PACOTILLE

DE SANTÉ

POUR LES VOYAGEURS.

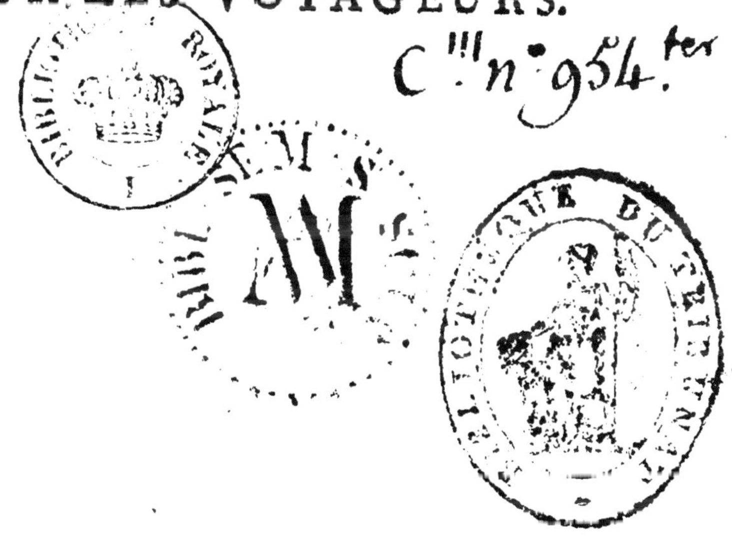

Cette Pacotille de ſanté conſiſte dans un choix des meilleurs Remedes dont on ſe ſert tous les jours pour ſurmonter les maladies les plus cruelles, ranimer la nature, conforter l'humide radical, & prolonger la durée de la vie de ceux qui ne ſçavent pas où trouver les remedes propres à leur guériſon.

Mon Adreſſe eſt : A M. CHEVALIER, Chevalier de l'Ordre Militaire de l'Eperon d'or, Conſeiller-Médecin ordinaire du Roi, & des Cent-Suiſſes de la Garde ordinaire du Corps de SA MAJESTÉ, premier Médecin du Corps de S. A. E. & R. MADAME L'ELECTRICE DE BAVIERE;

Rue de Bourbon-Ville-neuve, à Paris.

AVERTISSEMENT.

L'Homme en ſortant des mains de ſon Créateur, n'auroit pas été mortel comme nous. Placé dans un Séjour embelli par l'Auteur même de la Nature, il avoit l'uſage du fruit de l'Arbre de vie : fruit merveilleux deſtiné ſans doute à l'entretenir dans une ſanté vigoureuſe & parfaite, juſqu'à ce qu'il plût à l'Etre ſuprême de l'enlever de ce monde ſans lui faire éprouver les horreurs de la mort. Il fut ingrat, tout ſon bonheur s'évanouit; il devint mortel & ſujet à une infinité de maladies. Mais le Seigneur toujours compatiſſant, en lui enlevant la poſſeſſion de cet Arbre vivifiant, eut ſoin de répandre dans les plantes & dans les minéraux des ſucs bienfaiſans, & capables de guérir les différentes especes de Maladies auxquelles l'Homme alloit être exposé, & cependant laissa aux malheureux Mortels le soin pénible d'en découvrir les vertus & les qualités.

Deux choses principales doivent donc fixer l'attention de l'Homme; la nécessité de la mort, & l'obligation de conserver sa vie. La premiere est prononcée par un arrêt irréfragable; depuis le Sceptre jusqu'à la Houlette tout est condamné indistinctement, tout est enveloppé dans la même disgrace, & dès que l'Homme est une fois sorti du néant, il n'y a point de remede, quelque parfait qu'il puisse être, capable de lui rendre son immortalité; mais s'il est forcé de prendre son parti à cet égard, il lui reste la consolation de pouvoir prolonger sa carriere en faisant usage des moyens qui lui sont offerts.

C'est dans la Nature que ces

moyens ſont cachés, & comme nous portons dans nous-mêmes un germe mortel de toutes ſortes de Maladies, la Nature porte également dans ſon ſein tout ce qui peut contribuer à la guériſon des Hommes. Mais autant ce germe empoiſonné peut ſe développer aiſément & nous rendre les victimes de ſa malignité, autant les tréſors que la Nature renferme en elle-même, ſont difficiles à trouver & à mettre en uſage; ſes métaux les plus précieux ſont enveloppés d'excréments qui les privent de leur éclat; ces ſubſtances les plus utiles ſont chargées de matieres hétérogenes qui empêchent leurs vertus ſpécifiques. Tel qu'un diamant voilé par un morceau de rocher, telle qu'une figure admirable cachée dans un amas de couleurs ou dans un bloc de marbre, les animaux, les végétaux, les minéraux ont tous besoin de la préparation la plus exacte pour être amenés à ce degré de perfection si utile & si précieux à l'Humanité.

Pour réussir dans ces opérations, il est un Art merveilleux auquel on doit s'appliquer entierement : c'est la Chymie ; ses principes sont certains, ses regles sont sûres, ses effets miraculeux. Mais ce n'est qu'après un temps immense, & souvent une dépense accablante, qu'on pénétre dans ses secrets, & qu'on parvient enfin à séparer l'impureté des substances, pour en faire des remedes parfaits. Doit-on s'étonner pour lors que des poudres ou des liqueurs puisées dans une source si féconde, mais si difficile à découvrir, soient plus cheres que les remedes ordinaires? Mais en même temps devroit-on faire attention à un vil intérêt, lorsqu'on est assuré que les remedes qui sont offerts, n'étant qu'un extrait, qu'une quinteſſence de tout ce que la Nature produit de plus précieux en faveur de l'Homme, ſont capables de conſerver ſa vie, de la prolonger, de la maintenir ſans ceſſe dans un état de ſanté parfaite, de la préſerver des fléaux dont elle eſt environnée, & ſur-tout de la défendre efficacement lorſqu'elle s'en voit attaquée?

De tous les Hommes qui couvrent la ſurface de la Terre, j'en réduis le nombre à deux. L'un fixé dans la portion de l'Univers où le Seigneur l'a fait naître, reſpire toujours à peu près le même air, eſſuie la même viciſſitude des ſaiſons, ſe nourrit des mêmes alimens; l'autre entraîné par le goût ou par la néceſſité, regarde tout l'Univers comme ſa patrie; errant ſans ceſſe d'un pole à l'autre, air, ſaiſon, nourriture, tout change continuellement pour lui. Que le premier de ces deux Hommes soit dans sa patrie, vivant sobrement, ne prenant d'exercice qu'autant qu'il lui en faut pour contre-balancer un repos quelquefois dangereux, ou ne se laisser aller au repos que pour calmer les émotions que peut produire un exercice violent ; il vivra sans crainte, sa santé se soutiendra, & si par quelqu'événement imprévu il tombe malade, peu de choses suffisent pour remettre toute la machine dans son équilibre. Mais il n'en est pas de même du second ; obligé de se nourrir des aliments que produit le climat actuel où il se trouve, exposé à souffrir ou des chaleurs brûlantes ou des froids excessifs auxquels il n'est point accoutumé, respirant un air étranger, souvent pernicieux à son tempérament, sa santé s'altere, ses forces s'épuisent, & il finit souvent sous un autre Hémisphere, sans ressource, sans secours, une carriere à moitié écoulée.

C'est principalement ce dernier que j'ai en vue lorsque je me détermine à faire part au Public d'une petite partie de mes Remedes les plus excellents. Je n'entre point ici dans le détail des travaux & des sommes qu'il m'en a coûté pour les trouver ; j'y ai sacrifié les plus beaux jours de ma vie & la plus grande partie de ma fortune; mais cela n'intéresse que moi : il suffit que le Public soit instruit de la source où je les ai puisés, & j'ose dire qu'il n'en est point de plus pure : ce sont tous Remedes choisis, efficaces, & éprouvés depuis long-temps sur une multitude de Malades dont la plûpart, après avoir épuisé pendant des mois entiers tout l'art de la Médecine ordinaire, ne sçavoient plus où trouver du soulagement à leurs maux. En un mot, *c'eſt une petite Pacotille de ſanté* que j'offre à ceux qui ſont obligés de faire des voyages de long cours ſur terre & ſur mer. Munis d'un pareil ſecours, & certains de l'efficacité de ces Remedes, ils ſe garantiront aiſément de ces fléaux terribles qui détruiſent le Genre humain. Dans quelques climats qu'ils habitent, chauds, froids, & même les plus mal-ſains, ils ne craindront ni peſte, ni ſcorbut, ni les ravages que ces maladies & autres auſſi cruelles font dans certains pays; ou du moins s'ils en ſont attaqués, ils s'en garantiront eux-mêmes en peu de jours, & pourront par les mêmes moyens racheter à des milliers de Malades une vie à laquelle ils ont ſouvent l'intérêt le plus marqué.

Il me reſte une réflexion à faire, tant au voyageur qu'au ſédentaire; c'eſt que les Remedes que je lui préſente ſont compoſés de façon, qu'ils conviennent à toute ſorte de perſonnes & dans toute ſorte d'accidents; ils ne peuvent jamais produire que de bons effets, ſi on a la conſtance de les continuer : car il ne faut pas ſe perſuader qu'une maladie ancienne ſe guériſſe tout à coup. Un ſeul coup de coignée n'abat pas un vieux arbre; il faut du temps & de la patience. Frappez ſouvent quelque choſe, dit Lucrece; quoique l'impulſion ſoit légere, le temps lui donnera du ſuccès, & ce que vous aurez voulu détruire, tombera à la fin.

Unda cavat rupes.

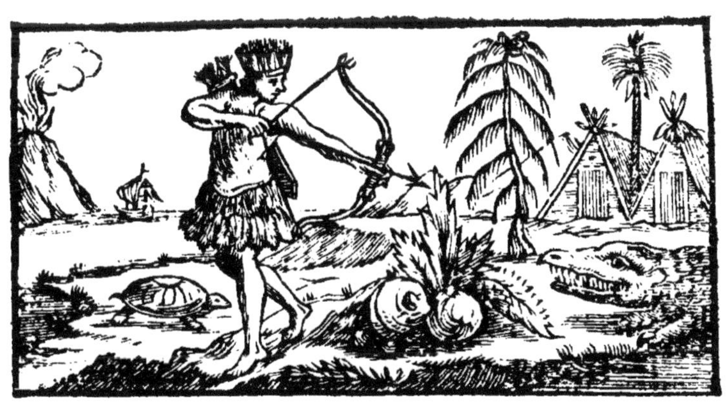

PACOTILLE
DE SANTÉ
POUR LES VOYAGEURS.

TISANE éprouvée pour la guériſon des Maladies rebelles.

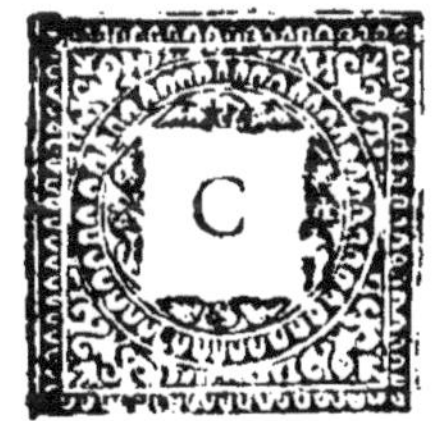

CETTE Tiſane eſt préparée de façon qu'elle peut remédier à toutes ſortes d'infirmités; compoſée des ſubſtances les plus ſalutaires, elle eſt propre à toutes ſortes de tempéraments, aux forts comme aux foibles, aux vieillards comme aux enfans; douce dans ſes opérations, elle attaque avec force les maladies les plus rebelles ; ennemie déclarée de toutes corruptions, elle a la vertu de vivifier les corps languissants, & de n'en chasser que les embarras qui sont la source impure de toutes les maladies : enfin roulant avec elle une multitude de sucs bienfaisants, elle purifie la masse du sang que le Seigneur a mis dans nos veines, & qui ne doit à mon avis se verser qu'avec une extrême précaution. Je ne prétends cependant point attaquer ici la Saignée. Je vois les plus habiles Médecins en faire un usage fréquent ; je respecte sincérement leurs talents & leur science ; mais je pense différemment à cet égard, & je crois qu'on ne sçauroit trop ménager cette précieuse étincelle qui nous fait jouir de la lumiere.

Maniere de se servir de la Tisane.

Avant de commencer l'usage de la Tisane, on doit prendre à son reveil, & aussi matin qu'on le pourra, un lavement de ma Liqueur purgative & vulnéraire. Ces deux remedes pris ensemble s'entr'aident mutuellement, & produisent de concert les effets les plus merveilleux.

On peut voir le Livre que j'ai donné au Public, où sont détaillées les propriétés de cette Liqueur purgative & vulnéraire, & qui a pour titre : *Dissertation physico-médicale sur les causes de plusieurs maladies dangereuses, & sur les propriétés d'une Liqueur purgative & vulnéraire qui est une Pharmacopée presqu'universelle, dédiée à S. A. R. E. Madame l'Electrice de Baviere, par Claude Chevalier, Chevalier de l'Ordre militaire de l'Eperon d'or, Conseiller-Médecin ordinaire du Roi & des Cent-Suisses de la Garde ordinaire du Corps de Sa Majesté, premier Médecin du Corps de Son Altesse Royale Electorale Madame l'Electrice de Baviere ; rue de Bourbon-Ville-neuve à Paris ; & chez Claude Hérissant, Libraire, rue Neuve Notre-Dame, avec privilége du Roi.*

Après avoir pris & rendu ce premier lavement, on en prend un d'eau simple, & l'on boit ensuite un verre contenant demi-septier de la Tisane chauffée, un peu plus que tiéde, dans un vase de terre, de fayance ou de verre, & non dans aucun vase de métal, à sept heures du matin, si cela se peut ; le deuxieme à huit ; le troisieme à neuf, & le quatrieme à dix. On peut également prendre le dernier verre trois heures après le souper, sans bouillon.

On dînera & on ſoupera à l'heure ordinaire : on ſe nourrira de bons alimens, comme de la ſoupe, du bouilli, du rôti, de la volaille, du gibier. On boira du vin à ſes repas, & on évitera toutes les crudités, viandes indigeſtes, & les ragoûts trop ſalés & trop épicés, fruits, ſalades, &c.

Entre chaque verre de la Tiſane, c'eſt-à-dire, une demi-heure après qu'on l'a priſe, on avale un bouillon gras ou maigre; ſi on prend le dernier, il faudra le préparer avec les herbes ſuivantes; de la laitue, du pourpier, de l'oſeille, de la patience, de la poirée, de la bugloſe, du cerfeuil, de la pimprenelle, de chacun une poignée, & deux concombres, ſi l'on veut, coupés par tranches avec leurs graines, avec un peu de ſel & de beurre ; & quand tout eſt cuit, on paſſe ledit bouillon dans un linge blanc ou au tamis pour en prendre dans l'intervalle de la Tiſane.

On continuera de boire tous les jours une pinte de la Tiſane, juſqu'à une parfaite guériſon. L'on peut cependant ſe repoſer deux ou trois jours de la ſemaine, ſurtout ſi la Tiſane vient à purger beaucoup ; en ce cas on n'en donnera qu'un verre ou deux à un tempérament facile à émouvoir ; mais les forts, comme les foibles, en boiront le plus qu'ils pourront.

Si elle fait vomir, c'eſt une preuve inconteſtable qu'il y a de l'embarras dans l'eſtomac ; alors il ne faut pas ſe retenir, parce qu'il doit être nettoyé, ſi l'on veut guérir.

On peut continuer l'uſage de la Tiſane pendant pluſieurs années. Loin de s'affoiblir, on ſe ſentira au contraire fortifié, & on renaîtra pour ainſi dire à meſure qu'on en prendra. Comment au ſurplus pourroit-elle affoiblir le tempérament, puiſque de ſa nature elle eſt fortifiante & qu'elle n'agit que ſur les matieres impures qu'elle trouve dans ſon chemin ?

Comme je fais toujours prendre la meilleure nourriture aux Malades que je traite, & que je leur laiſſe boire du meilleur vin, avec modération, il eſt aiſé de ſentir que les mauvaiſes humeurs une fois expulſées du corps des Malades, & la bonne nourriture étant ſubſtituée à la place de la corruption qui infectoit ce corps, la guériſon doit être plus promte & plus sûre que celle qui prend ſa ſource dans les ſaignées fréquentes ou dans une diette rigoureuſe.

Propriétés de la Tisane.

Cette Tisane, dont les effets sont connus depuis long-temps, est le purgatif le plus doux & le plus parfait qu'on puisse trouver pour la guérison de toutes sortes de maladies, même les plus longues & les plus désespérées. On peut en faire usage dans tous les temps & dans tout accident, de quelque nature qu'il puisse être, & elle convient à toute sorte d'âges & de tempéraments.

Purgative sans irriter, sudorifique sans abattre, elle fait couler les urines sans douleur. Féconde en principes balsamiques & cordiaux, elle régénére dans un corps infirme le principe de vie & le ressort, en rétablissant les forces & la vigueur, & dispose au sommeil.

Son usage est facile, son goût est agréable & ses effets merveilleux, puissants & rapides, surtout dans les maladies dangereuses, où elle opére efficacement par les évacutions les plus douces; & si l'on sent des cuissons au passage, ils ne proviennent que de l'acrimonie des humeurs qu'elle expulse du corps.

Comme une grande partie des maladies ne provient que d'un amas d'humeurs qui croupissent dans le corps &

qui l'infectent, elle en est le remede spécifique. Active & pénétrante, elle s'insinue dans toutes les parties du corps, purifie le sang dans les veines, & entraîne & expulse tous les ferments véroliques, de quelque nature qu'ils puissent être, & de quelque cause qu'ils puissent venir.

On ne peut trouver de remede plus efficace contre la petite vérole, la rougeole, la gale, la lepre, le chancre au visage, le cancer, les humeurs froides, les dartres vives & rongeantes, les ulceres, les fistules, les plaies, les fiévres ardentes, malignes, pourpreuses, intermittentes, flux de sang, dyssenteries, fluxions de poitrine, coliques & fleurs blanches, de quelque cause & nature qu'elles soient : elle chasse également les vers du corps.

Elle est très-propre à guérir radicalement toutes les maladies du cerveau : elle est bonne contre l'épilepsie, les vertiges, les troubles de l'esprit, la folie, la fureur, les passions hystériques & les maladies hypocondriaques. Elle fortifie la mémoire, aiguise les esprits engourdis, & fortifie merveilleusement la vue, en purgeant le cerveau de toutes superfluités, humeurs froides, catarreuſes, mélancoliques & brûlées, & de toutes les fumées & vapeurs de l'eſtomac & du bas-ventre, qui troublent & ôtent l'uſage de la raiſon.

Elle repare l'eſtomac, le fortifie & en détruit le mauvais levain. Elle préſerve de l'apoplexie, & la guérit de même que l'hydropiſie, la paralyſie, l'ardeur & la rétention d'urine; fait ſortir la gravelle, & rompt la pierre nouvellement formée dans les reins, qui ſe décharge dans des urines épaiſſes & graveleuſes. Elle ſoulage les Aſtmatiques, en expulſant les matieres gluantes des poumons, procure les régles, fait fluer les hémorroïdes ſupprimées, diſſipe tout aſſoupiſſement léthargique & la laſſitude des membres.

On peut en donner aux femmes, non-ſeulement pendant leur groſſeſſe pour leur procurer une heureuſe délivrance, ſans avoir beſoin de ſaignée, mais encore après leurs couches. C'eſt un des plus puiſſants remedes dont on puiſſe ſe ſervir dans ces moments: elle fait ſortir l'arriere-faix, couler les vuidanges & le lait répandu. En un mot, ce breuvage ſalutaire préſerve le Sexe des infirmités qui en font périr un ſi grand nombre.

A l'égard de la goutte, à laquelle on

prétend qu'il n'y a point de remede certain, j'espere que ceux qui feront en même temps usage & de ma Liqueur purgative & de ma Tisane, se déferont aisément de leur préjugé, lorsqu'ils verront l'effet merveilleux que produit le concours de ces deux remedes réunis sur un Goutteux. Ceux qui voudront être soulagés plus promptement, prendront de mon Elixir après le dernier verre de la Tisane, & appliqueront de la Liqueur purgative & vulnéraire sur les parties douloureuses, comme je l'ai expliqué dans mon Livre. On peut voir dans cette Dissertation, page 143, les réflexions que j'ai faites sur cette maladie; mais qu'il me soit permis de répéter ici, que regardant la goutte comme une altération primitive ou invétérée de tous les fermens du corps humain, un affoiblissement considérable des esprits animaux & une complexion actuelle qui consiste dans la dépravation de toutes les digestions & le relâchement de toutes les parties, ma Liqueur & ma Tisane remedient à tous ces désordres, établissent par dégrés la force des facultés digestives & le ton des parties relâchées; & en détruisant l'acrimonie de tous les sels, font cesser les douleurs quelles qu'elles soient.

En un mot, cette Tisane par ses vertus singulieres étant capable de guérir les maladies les plus rébelles, il n'est pas douteux que ceux qui auront la précaution d'en faire usage dans le Printemps & dans l'Automne, se garantiront bien sûrement des accidents & des maladies qu'occasionnent ces deux saisons critiques, où la constitution de l'air & son intemperie mettent nos tempéraments à de si rudes épreuves.

Qualités & prix de la Tisane.

Cette Tisane a trois qualités différentes. La premiere guérit radicalement, par une continuité d'usage, toutes sortes de maladies invéterées, & coûte seulement 24 sols la pinte, afin que ceux qui en auront besoin, puissent se procurer leur guérison aussi-bien que les riches. Elle peut se conserver au moins six mois, étant à la cave, & les deux autres plusieurs années. On peut les transporter par-tout. La seconde est meilleure & guérit plutôt, & vaut 3 livres la pinte; mais la troisieme, dont le prix est de six livres la pinte, outre qu'elle est excellente à boire, surpasse de beaucoup les deux premieres en vertu. C'est un vrai trésor pour la santé & pour racheter la vie à un Malade prêt à périr.

ELIXIR.

CETTE Liqueur précieuse est composée des substances les plus rares & les plus efficaces, & dans quelque fâcheuse situation que puisse être réduit un Malade, il est certain que si on lui en donne, non-seulement elle ne fera jamais le moindre mal, mais elle produira toujours le meilleur effet. C'est un des plus grands remedes qu'il y ait dans la nature, pour attaquer & guérir les maladies les plus rebelles & les plus dangereuses.

Sa vertu principale est de réparer les forces abattues, & déraciner & donner une nouvelle vigueur aux esprits languissants, ou accablés par des accidents quelquefois imprévus.

Comme il n'y a rien de plus ordinaire que d'être attaqué par des venins visibles ou invisibles, lorsqu'on y pense le moins & même qu'on jouit de la meilleure santé; que ces venins souvent sont mortels, & qu'on périt tout de suite, parce qu'on ne connoît ni la nature du mal ni le remede propre à le guérir ; tout homme prudent, & sur-tout le voyageur, doit se munir de préservatifs pour soutenir ou repousser une attaque imprévue. Or l'Elixir que je lui offre a ces deux qualités essentielles ; il guérit les maladies contagieuses, comme petite vérole, rougeole, pourpre, fiévre maligne, scorbut, &c... & comme en même temps il résiste fortement à toute sorte de putréfaction, il ne peut qu'être très-utile à ceux qui, par état, servent les Malades qui sont attaqués de la peste ou d'autres venins qui se communiquent.

Maniere de se servir de l'Elixir.

Il faut donner dudit Elixir à un tempérament ordinaire, depuis dix gouttes jusqu'à vingt ou trente, ou même davantage, si le besoin est pressant, dans du jus de citron, ou du syrop de limon, ou de capillaire, ou dans une demi-cuillerée à bouche de sucre rapé, ce qui le rend très-agréable, ou dans une cuillerée de bon vin ou de bouillon. On en boira, si l'on veut, une seconde ou troisieme cuillerée pour le mieux délayer.

Dans

Dans les fiévres ardentes ou épidémiques on en donnera la même quantité, & de la même maniere; on réiterera de deux heures en deux heures, si le besoin l'exige, & on se tiendra bien chaudement pour exciter la sueur, qui est toujours bonne en pareil cas. L'on traitera les enfans de la même façon, en diminuant les doses du remede. Si le Malade n'est pas dans un danger évident de périr, on lui donnera dudit Elixir toutes les sept ou huit heures; & dans l'intervalle, si le Malade n'est pas en sueur, on lui fera prendre des lavemens de ma Liqueur purgative & vulnéraire, avec ma Tisane; à son défaut, du Ratafiat de santé, ou de mon Sirop ou Vin purgatif & fortifiant. Il est peu de maladies qui résistent au concours de ces trois Liqueurs.

Pour les maladies de poitrine, l'asthme & la courte haleine, il le faut prendre de la même maniere plusieurs fois par jour ou dans la nuit, si l'on a de la peine à respirer. Si on le mêle avec un véhicule purgatif, il resout les obstructions des parties nobles, purge doucement & détourne les maladies qui pourroient survenir.

Dans toutes sortes de coliques, même néphrétiques, on réiterera de deux heures en deux heures, jusqu'à ce que la douleur soit appaisée. On peut s'en servir très-utilement pour la pierre, la gravelle, les maux de reins, les rhumatismes, & pour les ulceres de la vessie & de la matrice, en le prenant deux ou trois fois le jour, suivant la nécessité.

Pour les femmes grosses ou celles qui sont en travail, pour appaiser les tranchées, quelque violentes qu'elles puissent être, faire sortir l'arriere-faix, provoquer les reliquats de couche & les regles, on en prendra depuis six gouttes jusqu'à trente dans du vin, dans du bouillon, ou dans du sucre rapé, qui le rend délicieux.

Quelque maladie dangereuse ou même mortelle qu'ait un enfant à la mamelle, si on lui en donne dix gouttes dans du lait de la Nourrice ou autre, ou dans une pleine cuillerée à café de sucre rapé, il sera bientôt guéri. J'en ai retiré du tombeau un grand nombre avec ce seul remede.

Une femme stérile doit en prendre souvent. Il rechauffe la froideur & l'humidité de la matrice, & la fait concevoir. Le mal de dents venant de carie ne lui résiste pas, si l'on en met quelques gouttes dans la dent cariée avec du coton, & qu'on en frotte ſouvent la gencive. Il arrête également l'hémorrhagie du ſang qui coule du nez, ſi l'on y met une compreſſe trempée dans ledit Elixir.

Ceux qui ſouffrent une grande ſoif pendant les chaleurs de l'été, peuvent faire avec cet Elixir un lait balſamique en mettant les mêmes doſes dans un verre d'eau : cette boiſſon gracieuſe calmera ſur le champ le feu des entrailles & du foie, & appaiſera la ſoif.

On peut juger par ce que je viens d'expoſer des vertus de ce précieux Eliyir. Elles ſont immenſes ; & de la maniere dont il eſt compoſé, on peut être aſſuré qu'il n'en eſt point de plus ſingulier & de plus efficace pour ſurmonter les plus cruelles maladies, ranimer la nature, conforter l'humide radical & prolonger la durée de la vie.

Le prix de cette Liqueur bienfaiſante eſt de cinquante livres l'once ; j'en donnerai une demie-once. Quelques gouttes dans beaucoup d'occaſions ſuffiſent pour rendre la vie & la ſanté à un Malade prêt à périr.

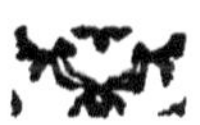

RATAFIAT DE SANTÉ.

CEtte liqueur réunit deux avantages eſſentiels, l'utile & l'agréable. Compoſé de pluſieurs végétaux qui portent les ſucs les plus précieux pour la ſanté, elle a des vertus toutes particulieres & une telle ſympathie avec toutes les parties du corps humain, qu'on ſe ſent fortifié toutes les fois qu'on en fait uſage.

C'eſt un purgatif doux & un remede ſouverain contre la foibleſſe & la débilité de l'eſtomac ; il en corrige le mauvais levain, & aide à la digeſtion. Il eſt très-utile à ceux qui ont des maladies provenantes de cauſe froide ; chaſſe les vents & détruit les crudités, guérit les pâles-couleurs, procure les purgations, facilite l'accouchement laborieux, & fait ſortir ce qui reſte après l'accouchement. Mais dans ce dernier cas, ſi le danger devient preſſant, & ſi l'on veut que l'effet du Ratafiat ſoit très-prompt, il faut mettre dans une cuiller, de cette liqueur, depuis douze juſqu'à trente gouttes de mon Elixir.

Si on le donne ainsi préparé à un Paralytique, ou à celui qui est tombé en apoplexie, on en verra des effets merveillenx ; mais il faut réitérer l'usage de ce Ratafiat avec l'Elixir plusieurs fois dans la journée, jusqu'à ce que le Malade soit soulagé par l'évacuation du haut ou du bas, ou par une transpition qu'il faudra maintenir le plus long-temps qu'on pourra.

Il est bon contre toutes les fiévres, & sur-tout contre les fiévres malignes & pourpreuses, dont il diminue bientôt l'ardeur. Il est admirable pour se garantir de la peste, de la petite vérole & de toutes les maladies contagieuses ; mais dans ce cas, lorsqu'on se trouve au milieu de l'air empoisonné, il faut en prendre deux ou trois fois par jour, & même davantage si le besoin l'exige.

Il réjouit le cœur, dissipe la mélancolie occasionnée par une bile noire, fait cracher les humeurs gluantes qui engagent le poumon, rend l'haleine douce & agréable, excite l'appetit, provoque l'urine, soulage les hydropiques, désopile la rate & fait tout le bien possible aux vieillards attaqués de pituite froide, & à ceux qui en font usage après leurs repas. Mais ce qu'il y a de plus flatteur pour les Marins, c'eſt qu'il les garantit du ſcorbut, & empêche l'effet violent du vomiſſement que cauſe la mer.

La doſe eſt depuis une cuillerée juſqu'à deux ou trois, quand on le prend par précaution. Mais ceux qui veulent ſe purger, en prendront ſelon la force de leur tempérament, depuis trois cuillerées juſqu'à dix, ou même plus, s'ils ſont difficiles à émouvoir. Ils auront ſoin de prendre, de quart d'heure en quart d'heure, du bouillon gras ou maigre, ou du thé. Plus il en prendront, plus ils ſeront purgés de la maniere la plus douce, ſans colique & ſans tranchées. En un mot, c'eſt le purgatif le plus doux, le plus fortifiant, le plus commode & le plus agréable qu'on puiſſe boire. Comme il agit doucement, on peut en continuer l'uſage pendant pluſieurs jours de ſuite.

Ce Ratafiat de Santé vaut 18 livres la pinte, 9 livres la chopine, & 4 livres 10 ſols le demi-ſeptier.

VIN PURGATIF.

LE vin eſt le roi des végétaux, & ſi cette liqueur agréable ſuffit pour fortifier & réjouir le cœur de l'homme, quels effets merveilleux n'eſt-elle pas capable d'opérer, lorſqu'elle eſt unie avec des ſubſtances propres à rétablir la ſanté ?

Le vin dont il s'agit ici eſt préparé avec tout le ſoin poſſible ; il ſert à purifier le ſang, il en chaſſe toutes les humeurs corrompues; & loin d'affoiblir, comme certains purgatifs, il fortifie au contraire le tempéramenr.

Il purge doucement & ſans douleur, ou du moins il fait ſon effet par les urines, ce qui eſt égal, & par cette raiſon il convient à toutes ſortes de perſonnes, même les plus délicates, & ſurtout aux vieillards quand ils ont l'eſtomac froid ; on peut le prendre en tout temps & en toute occaſion, & même à ſes repas pour faire une bonne digeſtion.

On en donne aux enſans à proportion de leur âge, & aux tempéramens ordinaires depuis quatre cuillerées jusqu'à douze, & même davantage si le corps est difficile à émouvoir ; on aura toujours attention de prendre, un quart d'heure après, un bouillon gras ou maigre avec les herbes dont j'ai parlé ci-devant, & on le réitérera de quart d'heure en quart d'heure. Plus on en prendra, & plus la médecine agira. On peut continuer pendant plusieurs jours l'usage de cette Liqueur délicieuse, selon le besoin qu'on aura d'être purgé.

Il faut observer que ce vin, comme la Tisane, ou les autres purgatifs liquides que je donne, opérent bien plus sûrement & plus efficacement sur les humeurs, qu'ils ne feroient si on les donnoit sous une forme seche ; parce que la subtilité des substances qui s'impregnent de leurs vertus, les conduit dans les endroits où ils doivent opérer, & où ils n'arriveroient jamais si bien d'une autre maniere : aussi ces purgatifs liquides sont-ils d'un excellent usage dans toutes les maladies qui ont leur siége dans les parties éloignées, dans les cellules nerveuses, & dans les plus petits vaisseaux, où les humeurs font des engorgemens, dont les suites ne sont souvent que trop funestes.

On peut prendre ces ſortes de purgatifs, en ſe couchant, deux heures après avoir ſoupé, mais en petite doſe, pour qu'ils ne puiſſent opérer avant le jour. Il en réſulte deux biens également intéreſſans. Le premier, c'eſt que la tranquillité du repos n'en eſt point dérangée. Le ſecond, c'eſt que, pendant le ſommeil ces liqueurs s'inſinuent plus facilement dans le ſang, & circulent avec lui juſques dans les vaiſſeaux & dans les recoins du corps les plus difficiles à pénétrer. On ſera cependant le maître d'en augmenter les doſes, ſi l'on veut être purgé plus promptement; ſurtout il faut les réitérer ſouvent, lorſque les matieres ſur leſquelles leſdits purgatifs doivent agir, ſont trop éloignées & trop concentrées pour céder à une moindre force.

Ce Vin purgatif coûte 10 livres la pinte, 5 livres la chopine, & 50 ſols le demi-ſeptier.

SIROP purgatif & fortifiant.

CE Sirop eſt délicieux au goût & ſouverain pour maintenir la ſanté & la rétablir; il eſt préparé pour les perſonnes délicates qui ſont rebutées du goût & de l'odeur déſagréable des médecines ordinaires. Non-ſeulement on ſe purge agréablement avec cette liqueur, puiſqu'elle a la propriété d'expulſer du corps les mauvaiſes humeurs, mais on a encore l'agrément d'avoir l'eſtomac comme un vaſe rempli de parfums & d'odeurs les plus ſuaves.

Pour ſe conſerver en ſanté, on peut en prendre tous les matins une cuillerée à jeun ; & quand on voudra ſe purger, on réiterera juſqu'à ſix cuillerées ou même davantage, ſi l'on eſt difficile à émouvoir. A l'égard des enfans, on proportionnera la doſe ſelon l'âge ; il faudra prendre du bouillon gras ou maigre de quart d'heure en quart d'heure, s'il eſt queſtion de ſe purger : mais ſi ce n'eſt que par précaution, on vit à ſon ordinaire.

Ce Sirop peut ſe prendre en tout temps, dans toute occaſion & dans toutes maladies. Il convient à toutes ſortes de tempéramens, & produit toujours ſon effet ſans fatiguer, ni empêcher de vaquer à ſes affaires. Celui qui en prendra tous les matins, vivra très-long-temps ſans infirmités.

Ce Sirop purgatif & fortifiant coûte

18 livres la pinte, la chopine 9 livres, & le demi-ſetier 4 livres 10 ſols.

BAUME contre les Maladies de poitrine.

CE Baume eſt un Spécifique aſſuré pour les maladies de la poitrine, du poumon, & pour la phthiſie; il diſſipe la toux invétérée, ſeche & violente. Il guérit l'aſthme, ou du moins le ſoulage promptement. Il arrête les hémorrhagies, guérit la dyſſenterie & le flux de ſang; on en frotte le ventre & on applique du papier blanc ſur la chair, & du linge par-deſſus.

Il eſt bon contre les ulceres intérieurs & extérieurs; & ſi l'on veut guérir toutes les douleurs du corps, de quelque nature qu'elles ſoient, ſoit de la veſſie, des hémorroïdes, ou de la matrice, les écoulemens des deux ſexes, la colique & la gale, il faut le prendre au-dedans, & l'appliquer au-dehors ſur les parties affligées.

On prend ledit Baume dans du bouillon ou dans un autre véhicule, le matin & le ſoir, quatre heures avant ou après avoir mangé.

La dose est depuis dix gouttes jusqu'à trente.

Ce Baume coûte 3 livres l'once.

POUDRE PURGATIVE.

CEtte Poudre sert à purger toutes les humeurs qui dérangent la santé. Il faut la mettre infuser la veille dans le quart d'un verre de vin ou dans du bouillon, ou en faire des bolles avec du miel de Narbonne ; mais le vin est préférable, parce qu'il donne à la Poudre plus d'activité, & même elle agiroit beaucoup mieux, si on la mettoit infuser dans du vin pendant huit ou quinze jours ou plus long temps, & si on y mettoit quinze ou vingt gouttes de mon Elixir.

Un quart d'heure après on prendra une tasse de bouillon gras ou maigre, si l'on peut en avoir, ou du thé, & plus on en prendra ensuite de demi-heure en demi heure, plus la médecine opérera ; quand même elle n'auroit pas fait son effet quatre ou cinq heures après, on doit toujours dîner à son ordinaire, parce qu'elle agira ensuite malgré ce retard.

DOSE.

On donnera à un tempérament difficile à émouvoir, depuis vingt ans jusqu'à soixante, le poids d'un gros ou de 72 grains, & même davantage.

A un tempérament ordinaire du même âge . . . . . 60 ou 65 grains.
depuis douze jusqu'à dix-huit ans, environ . . . . 60 grains.
depuis huit jusqu'à douze, environ . . . . 45 ou 50 grains.
depuis quatre jusqu'à huit, environ . . . . 35 ou 40 grains.
depuis la naissance jusqu'à un an . . . . 18 ou 20 grains.
les personnes faciles à être purgées doivent prendre les doses plus petites.

Cette médecine, en exceptant les maladies du poumon, peut être donnée dans toutes sortes d'occasions, même aux femmes grosses, & dans les fluxions de poitrine, petites véroles, fiévres malignes, intermittentes & autres, en y mettant de mon Elixir. Si on prend la médecine en hyver, il faudra se tenir chaudement.

On peut réitérer cette médecine selon le besoin, & la prendre de deux ou trois jours l'un. Il faudra ſe préparer la veille par un lavement de ma Liqueur purgative & vulnéraire. Il en eſt de même, ſi la médecine n'avoit pas aſſez purgé, parce que la doſe auroit été trop foible. Il n'y a qu'à prendre le ſoir avant le ſouper un lavement de ladite Liqueur. Il fera agir promptement la médecine qui n'aura pas eu aſſez de force pour ſurmonter les embarras, & faire ſortir les matieres gluantes qu'elle a rencontrées dans ſon chemin.

Le prix de cette médecine eſt de 40 ſols.

Ceux qui en prendront une livre à la fois, l'auront à meilleur marché.

POUDRE Céphalique pour l'apoplexie, & pour purger le cerveau de toutes les humeurs ſuperflues.

CEtte Poudre eſt très-bonne pour purger le cerveau & pour guérir les maux de tête occaſionnés par un amas de pituite dont le cours eſt arrêté. Elle a fait ſortir en beaucoup d'occaſions des vers qui étoient dans les ſinus fronteaux, qu'on ne ſoupçonnoit pas d'y être, & qui étoient la cause des maux de tête les plus violens. Je m'en suis servi plusieurs fois pour guérir les fous, surtout les furieux, dont la frénésie étoit occasionnée, soit par des vers renfermés dans le cerveau, soit par une pituite âcre & mordicante, qui ne pouvant prendre son cours, excitoit de violentes convulsions.

Elle est merveilleuse pour les épileptiques, paralytiques, & pour les vertiges. Il n'y a point d'abscès qu'elle ne fasse vuider promptement, aussi-bien que la sang caillé.

On en prend chaque fois la grosseur de la moitié d'un grain de bled, ou même davantage, quand le cerveau est extrêmement bouché, & qu'elle a de la peine à entrer. Alors on doit la réiterer plusieurs fois dans la journée, jusqu'à ce qu'elle ait produit son effet; on en met dans un cure-dent, & on la souffle dans le nez de celui qui est tombé en apoplexie, & qui n'est pas en état de respirer.

Elle fait cracher, moucher, éternuer & couler des eaux âcres par les yeux, & souvent une humeur gluante par les oreilles. C'est, en un mot, un des plus excellents purgatifs pour le cerveau : il peut ſe prendre en tout temps, & même ſi une femme en couche en fait uſage pendant ſon travail, elle ſera bien plutôt délivrée. On peut mettre de ladite poudre dans le tabac ; il en ſera meilleur.

Cette Poudre coûte 3 liv. le gros.

POUDRE *Blanche ſudorifique.*

RIen n'eſt comparable à ce remede pour purifier le ſang, pour guérir les maladies vénériennes & chaſſer du corps toutes les humeurs corrompues qui exigent une tranſpiration. Il guérit toutes ſortes de fiévres putrides, la phthiſie, l'épiléſie, l'hydropiſie, la goutte, la ſciatique, les rhumatiſmes, les aſſoupiſſemens, les laſſitudes dans les bras & les jambes ; il donne de l'appétit & procure une ſanté parfaite.

Maniere de s'en ſervir.

Avant de faire uſage de cette Poudre, il faut ſe préparer pendant quelques jours avec les lavemens de ma Liqueur purgative & quelques bouteilles de la Tiſane, ou du moins avec un des purgatifs ci dessus, pour débarrasser les premieres & les secondes voies, afin que ladite Poudre fasse mieux son effet.

Le matin à son reveil, ou encore mieux le soir, trois heures après le repas, on prendra en se couchant le poids de dix grains de ladite Poudre, dans un petit verre de vin blanc, ou de liqueur, ou d'eau commune, ou dans un peu d'eau de-vie, & jamais du bouillon, qui ne convient pas au remede.

On se couvrira bien jusqu'à ce qu'il vienne une bonne sueur, qu'on n'arrêtera pas tant qu'elle voudra durer; & quand on aura changé de linge, si c'est le matin, quelque temps après on pourra sortir & vaquer à ses affaires, sans être assujetti à aucun régime.

Le lendemain on recommencera & on prendra quinze grains, pendant quatre jours. Après ce temps on en prendra vingt grains pendant quatre autres jours; & en augmentant ainsi de cinq grains, on ira jusqu'à quarante ou cinquante, plus ou moins, selon que les sueurs seront abondantes.

Ce remede agit ordinairement par une douce transpiration, ou par des fortes sueurs, suivant la disposition des corps, ou par les urines ou par le bas, ſans fatiguer. Il chaſſe toutes les impuretés du ſang.

Cette Poudre blanche coûte 3 liv. l'once.

SEL *Aurifique & Balſamique.*

LEs effets ſinguliers de ce remede ſur des Malades abandonnés & réduits dans l'état le plus déſeſpéré, démontrent viſiblement qu'il n'y en a pas dans la nature de plus ſpécifique.

Sa vertu principale eſt de chaſſer abſolument tout le venin provenant de la corruption du ſang, & toute la putréfaction du corps le plus impur, & détruire en conſéquence les ulceres malins & les ſymptomes les plus invétérés des maladies vénériennes. Il en appaiſe toutes les douleurs, ainſi que celles de la goutte, dont il diſſipe les nodocités & guérit également la peſte, la lepre, la petite vérole, la gale, les dartres & démangeaiſons, l'apoplexie, la paralyſie, les rhumatiſmes, le mal caduc, les convulſions, les vapeurs hyſtériques, l'hydropiſie, les fiévres de toutes eſpéces, l'inflammation & les obſtructions. Il fortifie le cœur & le cerveau ; il excite la tranſpiration & guérit la pleuréſie, &c. . . . En un mot, ce remede qui approche du grand tempéramment de toutes choſes, eſt pour ainſi dire univerſel, & je peux dire hardiment qu'il n'en eſt point de plus puiſſant & de plus ſouverain, dans toute la Médecine, pour guérir les maladies les plus déplorables & les plus invétérées, qui proviennent de la corruption du ſang le plus infecté.

Doſe de ce Remede.

On en prend depuis cinq grains, qu'on augmente de cinq grains chaque fois que l'on en fait uſage, juſqu'à quarante grains, & on continue juſqu'à la parfaite guériſon.

Il faut proportionner la doſe ſelon l'âge, la force, & le tempérament du Malade. On en donnera, par exemple, à un enfant, depuis deux grains juſqu'à cinq, & même davantage; mais à une perſonne d'un tempérament fort & robuſte on augmentera par gradation, de cinq grains juſqu'à quarante. *

* Il faut tenir ce Sel aurifique dans une bouteille de verre bien bouchée, & dans un endroit ſec; ſans cette précaution il ſe fondroit.

Maniere de s'en servir.

On prend ledit Sel aurifique dans du pain à cacheter, dans un peu de pomme cuite, ou de la gelée de pomme : on boit par-dessus un demi-verre de vin, & un bouillon gras une demi-heure après.

Si l'on veut que ce précieux remede ait plus d'activité dans ses opérations, on doit le prendre trois fois la semaine, & faire usage dans l'intervalle de ma Liqueur purgative en lavement, avec la Tisane ou autres purgatifs ci-dessus. On ne sçauroit croire l'effet merveilleux qu'il fait dans le corps, lorsqu'il le trouve ainsi préparé & nettoyé par les autres remedes. On peut prendre ce remede en voyageant.

L'once du Sel aurifique & balsamique coûte 12 livres.

Avec une demi-once de 6 livres, on guérit souvent des maladies invétérées. C'est un très-grand remede pour la purification du sang le plus impur.

Telles sont les propriétés de la partie de mes remedes que je me suis déterminé à rendre publics, en faveur de mes Concitoyens, & sur-tout des Voyageurs. Ils peuvent désormais emporter dans un coin de leur valise de quoi affronter toutes les intempéries de l'air, & dans quelques climats ou sous quelque Zone qu'ils se trouvent, se préserver des maladies qui y regnent, ou du moins s'en guérir eux-mêmes en peu de temps, s'ils ont le malheur d'en être attaqués. Il n'y a pas un seul de ces remedes dont la bonté ne soit éprouvée. C'est par leurs vertus que j'ai guéri, au vu & au sçu de la Cour de France & de celle de Baviere, une jeune personne abandonnée des plus habiles Médecins, & dont l'horrible maladie scrophuleuse, compliquée, est décrite dans ma Dissertation *Physico-médicale*, que j'ai citée ci-dessus. C'est par eux que j'ai guéri nombre de paralytiques de plusieurs années, & qu'on voit en bonne santé, vacans journellement à leurs affaires, dans les rues de Paris ou ailleurs, & que je travaille avec succès sur une jeune fille paralytique de naissance, niéce d'un habile Médecin de Paris, & qui commence déjà à se soutenir sur ses jambes, qui étoient attrophiées & desséchées. Je n'ignore pas les titres odieux dont l'envie noircit les meilleurs remedes, mais cela ne diminue rien, ni de mon amour pour mes Concitoyens, ni de la bonté de mes remedes. Seul dans l'Univers, j'en connois la composition, & malgré les différens efforts des plus habiles Artistes, on n'a jamais pu & l'on ne pourra jamais la connoître, à moins que je ne le dise moi-même. Que ceux qui les décrient, ou les blâment sans raison, essayent avec les leurs à dompter ces maladies qu'on a regardées jusqu'à présent incurables ; s'ils en viennent à bout, je me tais. Mais si mes vieilles & mes travaux m'ont fait trouver les moyens, non-seulement de guérir ces maladies, mais encore de remettre dans la Société civile des fous, des furieux, & même des imbécilles de naissance, comme je l'ai fait, & me fais fort, avec l'aide du Seigneur, de le faire encore, qu'ils se taisent, & respectent des secrets qu'ils ne connoissent pas.

Je finis, en avertissant que j'ai préparé ces Purgatifs avec tout le soin possible. J'en ai fait de plusieurs especes pour contenter ceux qui voudront en faire usage ; & comme il y a pour l'ordinaire des personnes délicates, & rebutées des drogues & du goût des médicamens, elles auront la satisfaction de pouvoir désormais se purger sans repugnance. La Tisane, le Ratafiat, le Vin, les Syrops, sont des breuvages aussi délicieux que salutaires. Est-il de remede plus gracieux que celui qui dans le même instant flatte le goût, & conserve la santé, ou la rétablit quand elle est perdue?

FIN.

PRÉFACE

du Livre qui a pour titre :

DISSERTATION

PHYSICO-MÉDICALE,

Sur les causes de plusieurs Maladies dangereuses, & sur les propriétés d'une Liqueur purgative & vulnéraire, qui est une Pharmacopée presqu'universelle.

DÉDIÉE

A Son Altesse Electorale & Royale MADAME L'ELECTRICE DE BAVIERE.

Par CLAUDE CHEVALIER, *Chevalier de l'Ordre Militaire de l'Eperon d'or, Conseiller-Médecin ordinaire du Roi, & des Cent-Suisses de la Garde ordinaire du Corps de SA MAJESTÉ.*

Premier Médecin du Corps de S. A. E. & R. MADAME L'ELECTRICE DE BAVIERE.

Vingt-quatre sols broché.

A PARIS,

Chez L'AUTEUR, *rue de Bourbon-Villeneuve;*

Et chez CLAUDE HERISSANT, Imprimeur, rue Notre-Dame.

M. DCC. LVIII.

AVEC PRIVILEGE DU ROI.

AVERTISSEMENT.

MES Amis me sollicitent depuis très-long-temps de faire imprimer les propriétés de mes Remedes, particulierement celles de ma Liqueur purgative & vulnéraire, *qui est un remede d'état qu'on ne peut trop priser pour tous les biens qu'il procure à l'humanité*. Je leur ai toujours résisté. Plus ils étoient à portée de connoître les cures désespérées que j'ai tant de fois entreprises, & que j'entreprends tous les jours avec succès, plus ils redoubloient leurs instances; mais toujours inutilement. Ce n'est pas que je ne souhaitasse ardemment de procurer au Genre humain les secours qu'il peut attendre de mon application, de mes découvertes, & de mon expérience. Non, personne n'est plus sincerement ami des hommes que je le suis; je n'ai d'autre dessein que de leur être utile. Mais sans cesse occupé à soulager la multitude de ceux qui ont recours à moi, j'ai cru ne devoir pas étendre mes vues au-delà de cette sphère. Cette

Capitale me paroiſſoit une carriere ſuffiſante à fournir, & aſſurément je m'y ſerois borné; mais les guériſons que j'ai tant de fois opérées ſur ceux qu'on avoit abandonnés, ont porté au loin mon nom & la réputation de mes Remedes.

Ce ne ſont plus ſeulement mes Concitoyens qui reclament mon aſſiſtance: grand nombre de ceux qui avoient épuiſé en vain toutes les reſſources de la Médecine, ſoit dans les différentes Provinces de ce Royaume, ſoit dans les Pays étrangers, ſe ſont adreſſés à moi pour chercher du ſoulagement; & ils l'ont heureuſement trouvé dans l'efficacité de mes Remedes. A cet effet pluſieurs ont entrepris des voyages de long cours. Que ne fait-on pas pour ſe procurer la ſanté, même ceux qui la ménagent ſi peu quand ils en jouiſſent? On a fait paſſer de mes Remedes dans les contrées les plus éloignées: toutes les quatre Parties du Monde en ont reſſenti les merveilleux effets dans les ſituations les plus déplorables.

Des Voyageurs, avant de partir pour les Grandes Indes & pour d'autres Régions, ne manquent pas de s'en munir d'une bonne provision, soit pour eux-mêmes en cas d'accident, soit pour ceux qui pourroient en avoir besoin. L'homme prudent ne doit jamais s'exposer au plus petit voyage, sans avoir des préservatifs pour maintenir sa santé. Ceux qui sçavent que ma Liqueur purgative & vulnéraire est propre à produire beaucoup d'autres sortes de guérisons que celles qu'ils ont expérimentées, ou celles dont ils ont été témoins, m'ont prié de leur en faire un petit détail, & de leur apprendre en même-temps la maniere de s'en servir dans les différentes occasions; parceque la distance des lieux & l'urgence des cas les mettent hors d'état de me consulter chaque fois. Ils n'ont d'autre but que d'éviter les maladies, & de faire du bien dans tous les endroits où ils résident. Ce dessein charitable & bienfaisant est trop analogue à ma façon de penser, pour que je puisse me refuser davantage à leurs demandes; mais au lieu de leur donner en particulier les conseils qui leur sont nécessaires, & pour ne point perdre le temps à répéter continuellement la même chose, je me suis enfin décidé à les rendre publics, à cauſe de leur preſſantes ſollicitations, & parce que je ſuis certain de leur ſuffrage.

Ces perſonnes reſpectables (Médecins, Chirurgiens, & autres, zélés pour le bien public) par le moyen deſquels je peux opérer, comme j'ai déja fait, tant de guériſons dans les pays les plus reculés, auſſi-bien que dans celui-ci, m'ont fait naître l'idée que je pourrois être reproduit, pour ainſi dire, dans tous les coins du monde, & y répandre la fécondité & l'abondance en même-temps que la ſanté. Je dis la fécondité & l'abondance; car il eſt certain que les Monarques ne ſont puiſſans & redoutables que par la multitude des Peuples qui défendent courageuſement en temps de guerre le terrein qu'ils font valoir en temps de paix. Or combien les différentes maladies auxquelles les hommes ſont ſujets, n'en font-elles pas périr dans un âge peu avancé! Combien de Laboureurs & pauvres Ouvriers ne rendent-elles pas à charge à eux-mêmes & à leur Patrie! De-là, la ſtérilité & l'affoibliſſement d'un État. Ce ſeroit donc mettre de grandes richeſſes dans un pays, que de procurer la ſanté des Citoyens. Voilà ce qui arrivera infailliblement, à proportion que les perſonnes qui m'ont engagé à écrire, auront des imitateurs. Les Colonies pourront ſe garantir des fâcheux accidens qui enlevent en peu de temps une ſi grande quantité de Negres, & qui ruinent les plus belles plantations : le ſcorbut ne fera plus périr tant de Marins dans le trajet ; les fiévres, les dyſſenteries & les autres maladies ne détruiront plus les plus belles Armées. Par le moyen de mes Remedes on pourra ſe ſouſtraire facilement aux ravages épouvantables de la peſte, de la petite-vérole, ou de quelqu'autre maladie contagieuſe & épidémique dont on puiſſe être attaqué ; en un mot, tout Malade qui n'eſt pas abſolument ſans reſſource, en recevra tout de ſuite de grands ſoulagemens, & preſque toujours la ſanté, *s'il en continue l'uſage.*

C'eſt là le point de vue agréable que j'ai enviſagé, lorſque dans les différens momens que j'ai pu prendre ſur mes occupations continuelles, j'ai compoſé le petit Ouvrage que je préſente aux Amateurs de la ſanté, qui me le demandent depuis long-temps.

Il n'eſt guères poſſible que dans un Ouvrage ſi ſouvent interrompu, il ne s'y rencontre des redites, & une grande négligence dans le ſtyle, que j'aurois pu corriger avec un peu plus de loiſir ; mais j'eſpere que mes Lecteurs, & ſurtout mes Malades, auxquels je donne non-ſeulement le jour, mais ſouvent encore une partie de la nuit pour les ſoulager dans leurs maux, voudront bien uſer d'indulgence à cet égard. On voudra bien faire grace à la forme, en conſidération du fonds. On eſtime l'arbre par les fruits, & non par les feuilles. *Fructu, non foliis, arborem æſtima.*

Je commence par les prémunir contre l'oppoſition que l'on a communément pour les Remedes univerſels. Je dis qu'il y a autant d'ignorance à les rejetter tous, que de danger à ſe fier à tous. J'oſe aſſurer qu'il eſt très-peu de maladies qui ne ſoient occaſionnées par les obſtructions. Ces engorgemens funeſtes interrompent l'harmonie parfaite qui doit regner dans un tempérament ſain, & ce défaut d'union des parties produit de proche en proche la désunion du tout. C'est ce dont il sera aisé de se convaincre par l'idée anatomique des fluides & des contenans, de la circulation & des sécrétions, que j'ai tracée. Si donc il est possible de trouver un spécifique qui dégorge les conduits & les déterge, qui divise les matieres glaireuses, recuites & torifiées, qui les expulse proprement & sans irritation, dès-lors on pourra remédier à la plûpart des accidens qui sont l'objet de la Médecine. L'application sérieuse que j'ai donnée, soit à l'Anatomie pour découvrir la source fatale des maux qui affligent l'humanité, soit à la Chymie pour décomposer les animaux, les végétaux & les minéraux, & en tirer les sels précieux, soit à la Botanique à laquelle je me suis particulierement attaché pour connoître les propriétés des simples; cette application, dis-je, jointe à mon expérience & à mes réflexions, m'a fait parvenir à cette heureuse découverte. Ma Liqueur purgative & vulnéraire, remede doux, simple, & savonneux de sa nature, soit qu'elle soit prise en lavement, soit qu'elle soit prise en vomitif, s'insinue avec les sérosités du sang dans tous les vaisseaux du moindre diametre ; j'en donne la preuve anatomique, & en s'insinuant elle dégorge les embarras des glandes en brisant les coagulations & les épaississemens qui s'y sont formés, elle débouche les vaisseaux sécrétoires obstrués ; en un mot, elle rétablit le merveilleux accord qui doit regner dans le corps humain pour qu'il en résulte la santé. Telle est la maniere dont se sont opérées tant de guérisons surprenantes.

J'entre ensuite en détail ; & je discute succintement les différens maux, soit intérieurs, soit extérieurs, dont j'ai délivré ceux qui se sont adressés à moi. La premiere propriété de ma Liqueur est de faciliter une douce & prompte évacuation des humeurs morbifiques, des glaires recuites, du sable & du gravier des reins, des vuidanges supprimées, du lait répandu... Rien n'est plus admirable que ses prompts effets dans une constipation opiniâtre, dans une inflammation du bas-ventre, dans une indigestion, & particulierement pour chasser les vers du corps. Ce dernier article est traité d'une maniere intéressante. Mais ce qui rend cette Liqueur purgative & vulnéraire plus eſtimable, & infiniment plus précieuſe que l'or & les diamans, c'eſt qu'elle eſt ſouveraine dans les attaques d'apoplexie, où on ne peut prolonger les jours du Malade qu'en lui procurant tout de ſuite de copieuſes évacuations du haut & du bas. Perſonne n'ignore que c'eſt-là un accident très-ordinaire, & encore plus plus funeſte. De quel prix n'eſt donc pas un remede que l'on peut toujours porter avec ſoi pour prévenir l'attaque au moindre indice, & pour ſe tirer d'un pas ſi effrayant, & échapper à une mort ſubite qui fait périr un ſi grand nombre de perſonnes?

J'ai ſçu donner encore à cette Liqueur merveilleuſe la vertu des plus puiſſans antidotes & des meilleurs vulnéraires: il n'eſt point de poiſon qui puiſſe lui réſiſter, ſi l'on en fait uſage à temps. Combien de perſonnes & même de familles entieres ne ſeroient pas péries miſérablement par le verd-de-gris de leur batterie de cuiſine & de leur fontaine de cuivre, s'ils avoient pu prendre à temps un contre-poiſon ſi efficace! Elle eſt d'une très-grande utilité à tous les Ouvriers qui ſont ſujets à la colique de plomb, à ceux qui travaillant dans certaines mines reſpirent des vapeurs arſénicales, &c.... Je donne les moyens de s'en ſervir pour ſe défendre de la contagion dans un lieu qui en eſt infecté, & pour guérir ceux qui en ſont attaqués. Je m'étends un peu plus ſur ce qui regarde la petite-vérole. Il ſera aiſé de juger par ce que j'en dis, quels ſont les avantages qu'a ſur toutes les autres ma méthode de traiter cette maladie, & quels ſont les dangers de l'Inoculation. Je ne laiſſe rien à deſirer à ceux qui ont le malheur d'être attaqués de la goutte, & qui cherchent un prompt ſoulagement. J'ai donné une application toute particuliere à ce genre de maladie ſi cruel. Je délivrerai tout de ſuite ceux qui ſouffrent les plus violentes douleurs; & en diminuant chaque jour la cauſe de cette affreuſe maladie, je guérirai certainement ceux qui s'adreſſeront à moi. C'eſt combler tous leurs vœux en leur rendant un ſi grand ſervice.

Enfin ma Liqueur par ſa vertu balſamique & vulnéraire a guéri toutes ſortes de bleſſures, les coups de feu, les coupures, les meurtriſſures, &

généralement toutes ſortes de maux extérieurs des hommes & des animaux ; ce qui eſt d'une grande utilité pour les gens de guerre. Le Cavalier bleſſé & le cheval ſont guéris par le même reméde. Eſt-il rien de plus avantageux dans une Armée, toujours expoſée à de pareils accidens ? J'ai travaillé en bon Citoyen pour le bien public : ceux qui le chériront autant que moi, doivent faire une ſérieuſe attention à ce que j'écris.

Quoique mes Remédes ſoient parfaitement bons, je ne prétends pas néanmoins garantir que tous ceux qui s'en ſerviront, ſe trouveront délivrés de leurs maladies ; car ſi les humeurs par un trop long ſéjour ſont devenues tellement âcres & corroſives, qu'elles aient entierement infecté quelque partie noble, ſi elles l'ont pourrie & détruite juſqu'au centre, alors il eſt certain qu'il n'y a que l'Auteur ſuprême de la nature qui puiſſe en créer une nouvelle, & rendre la ſanté. Mais après des expériences continuelles de toute eſpece, réitérées depuis ſi long-temps, j'aſſure avec raiſon que cette Liqueur précieuſe, qui eſt un des meilleurs remédes qu'il ſoit poſſible d'avoir, apporte un prompt ſoulagement aux Malades, & les guérit de même lorſqu'il y a encore quelque reſſource.

Il ne faut pas s'étonner que dans pluſieurs maladies invétérées où il y a des obſtacles difficiles à ſurmonter, on ſoit forcé de faire un long uſage de ce Remède. Perſonne n'ignore qu'il y a des cas particuliers où les premieres priſes du meilleur Remede trouvent de ſi grandes difficultés, qu'elles ne peuvent pas percer des amas énormes d'humeurs pétrifiées, ni déraciner auſſitôt les cauſes des maladies qui ont jetté de profondes racines. Dans un pareil cas il faut de néceſſité continuer l'uſage du remede, juſqu'à ce qu'on ſoit parfaitement rétabli. Et pour aſſurer de plus en plus ſa guériſon, il en faut faire uſage de temps en temps, même après ſon parfait rétabliſſement.

Je penſe avoir donné autant d'éclairciſſement qu'il en faut ſur l'uſage & l'application de ce Remede, tant en topique qu'en lavement & en vomitif. Avec les inſtructions que mon Livre contient, il n'eſt perſonne qui ne puiſſe rendre la ſanté à toutes ſortes de maladies, & guérir toutes ſortes de blessures, pourvu que le sujet soit encore susceptible de guérison.

Le Ciel m'a fait naître avec un cœur compatissant, facile à s'émouvoir sur l'état des misérables. Que ne puis-je soulager tous ceux qui souffrent sur la terre ! Pour y concourir autant qu'il est en moi, je ne refuse pas de donner mes Remedes à un prix fort modique, non-seulement aux Malades d'une fortune médiocre, mais encore aux ames charitables qui voudront secourir les Pauvres dans les campagnes, dans les colonies & ailleurs. Tous les hommes qui sont répandus par tout l'Univers, doivent se ressouvenir qu'ils ne sont qu'une même famille; & comme ils sont tous freres, étant sortis du même pere, au lieu de se nuire, ils devroient au contraire s'aimer & se secourir les uns & les autres dans leurs besoins. En agissant ainsi ils seroient tous heureux.

On peut transporter mes Remedes partout : plus ils sont vieux, meilleurs ils sont; il faut seulement avoir soin de les garantir de la gelée.

J'avertis que j'exigerai des Riches à proportion de leurs facultés. Il est bien naturel qu'ils paient pour les Pauvres, en faveur desquels je prie instamment les personnes aisées de ne plus abuser de ma confiance, en se mettant au nombre des nécessiteux, comme cela arrive souvent, afin d'éviter le paiement de leur guérison. C'est frustrer les vrais Pauvres de ce qui leur est destiné: c'est m'ôter les moyens d'en soulager un plus grand nombre.

Si parmi toutes les cures singulieres qui m'ont attiré la confiance des plus grands Princes de l'Europe, parmi lesquels il y en a plusieurs qui m'ont invité de me transporter à leur Cour, j'en rapporte une tout-à-fait extraordinaire que j'ai heureusement terminée par les ordres de SON ALTESSE ELECTORALE ET ROYALE MADAME L'ELECTRICE DE BAVIERE, & sous les yeux de MADAME NOTRE AUGUSTE DAUPHINE, ce n'est que pour faire honneur à la Religion de ces AUGUSTES PRINCESSES, pour rendre le témoignage que je dois à leur charité, & à leur commisération pour les malheureux. D'ailleurs, je pense que le détail que j'en fais, fera plaisir aux curieux.

Quoique les instructions que mon Livre renferme, suffisent pour diriger dans l'application de mes Remédes selon les circonstances, cependant il n'est rien tel que l'œil du Médecin; autant que cela est possible. Aussi plusieurs personnes distinguées voudroient-elles toujours m'avoir auprès d'elles. Mais comme il n'est pas possible de me partager en tant d'endroits, ni même d'abandonner ma Maison, tout ce que je puis faire pour les amis de la santé, c'est de leur donner un asyle chez moi dans une Maison située aux environs de Paris, où ils trouveront toutes les commodités de la vie, en même temps que tous les secours pour leur rétablissement. C'est par-là que se termine le Volume que je consacre au bien-être du Public, avec d'autant plus de confiance, qu'il a mérité le suffrage des Souverains auxquels j'ai l'honneur d'appartenir. Personnes n'ignore que les eaux sont d'autant plus pures, qu'on les puise plus près de la source: *Puriùs ex fonte bibuntur aquæ*. Ceux qui viendront boire ces eaux vivifiantes dans ma Maison de Santé qui est à une lieue & demie de Paris, environnée de plusieurs Maisons Royales, en éprouveront bientôt les effets salutaires qu'ils en attendent pour ſoulager leurs maux & détruire leurs infirmités. Par ce moyen il ne peut pas arriver de plus grand avantage aux amis de la ſanté, puiſqu'ils ſçavent où trouver des remédes pour ſe guérir.

Ceux auxquels j'ai rendu la ſanté ; ainſi que les Voyageurs qui ſont pour l'ordinaire expoſés à mille dangers, ayant éprouvé les effets merveilleux d'un Reméde qui eſt doué des plus grandes vertus, peuvent aujourd'hui qu'ils ſont inſtruits ſelon leurs deſirs, prévenir beaucoup de maladies qui deviennent mortelles quand elles ſont négligées. Ils guériront, pour ainſi dire, au premier moment toutes celles qui pourront leur arriver dans les voyages de long cours ſur terre & ſur mer.

Comparable à la roſée qui nous eſt envoyée du ciel, & aux eaux qui fertiliſent les charmantes prairies qu'elles arroſent, cette Liqueur précieuſe procure ſans ceſſe la ſanté partout où on en fait uſage. C'eſt pourquoi on m'a tant ſollicité afin que j'en faſſe connoître toutes les propriétés ; au moyen de quoi on pourra avec le ſecours du Reméde qui eſt le plus grand trésor qu'on puisse avoir, quand il détourne une maladie mortelle, se garantir des accidens qui font périr tant de personnes.

Ayant donc maintenant satisfait au desir le plus pressant de mes Amis & à celui de mes anciens Malades qui sont dispersés dans différens Pays & dans plusieurs Cours, je souhaite de tout mon cœur que mes Remédes puissent les faire jouir de la plus parfaite santé, jusqu'au terme le plus reculé de la vie la plus longue.

Mon Adresse est : A M. Chevalier, Chevalier de l'Ordre Militaire de l'Eperon d'or, Conseiller-Médecin ordinaire du Roi, & des Cent-Suisses de la Garde ordinaire du Corps de SA MAJESTE', premier Médecin du Corps de S. A. E. & R. Madame l'Electrice de Baviere;

Rue de Bourbon Villeneuve, à Paris.

On aura soin d'affranchir les Lettres.

Les 12 phioles de la Liqueur purgative & vulnéraire valent 14 liv. 8 sols.

Avec une seule phiole ou avec la moitié on termine dans beaucoup d'occasions certaines maladies, comme on peut le voir aux Articles des Vers, de l'Indigestion, de l'Apopléxie, &c.

ERRATA.

Au dos de la fausse page, ligne 5, au lieu de Humide radicale ; *lis.* Humide radical.

Pag. 29, Sel orifique ; *lis.* Sel aurifique.

Lisez de même aux pages 31 & 32.

PRIVILEGE DU ROI.

LOUIS, PAR LA GRACE DE DIEU, ROI DE FRANCE ET DE NAVARRE : A nos amés & féaux Conſeillers les Gens tenans nos Cours de Parlement, Maîtres des Requêtes ordinaires de notre Hôtel, Grand-Conſeil, Prevôt de Paris, Baillifs, Sénéchaux, leurs Lieutenans Civils, & autres nos Juſticiers qu'il appartiendra : SALUT. Notre amé *Claude-Jean-Baptiſte Hériſſant*, Fils, Libraire à Paris, Nous a fait expoſer qu'il déſireroit faire imprimer & donner au Public des Ouvrages qui ont pour titres : *Lettres morales & chrétiennes d'une Dame à ſa Fille : Diſſertation Phyſico-médicale ſur les cauſes de pluſieurs maladies dangéreuſes, & ſur les propriétés d'une Liqueur purgative & vulnéraire*, s'il Nous plaiſoit lui accorder nos Lettres de Permiſſion pour ce néceſſaires : A CES CAUSES, voulant favorablement traiter l'Expoſant, nous lui avons permis & permettons par ces Préſentes de faire imprimer leſdits Ouvrages autant de fois que bon lui ſemblera, & de les vendre, faire vendre & débiter par tout notre Royaume pendant le temps de trois années conſécutives, à compter du jour de la date des Préſentes. Faiſons défenſes à tous Imprimeurs, Libraires, & autres Perſonnes, de quelque qualité & condition qu'elles ſoient, d'en introduire d'impreſſion étrangere dans aucun lieu de notre obéiſſance : A la charge que ces Préſentes ſeront enregiſtrées tout au long ſur le

Regiſtre de la Communauté des Imprimeurs & Libraires de Paris, dans trois mois de la date d'icelles ; que l'impreſſion deſdits Ouvrages ſera faite dans notre Royaume, & non ailleurs, en bon papier & beaux caracteres, conformément à la feuille imprimée attachée pour modele ſous le contre-ſcel des Préſentes ; que l'Impétrant ſe conformera en tout aux Réglemens de la Librairie, & notamment à celui du 10 Avril 1725 ; qu'avant de les expoſer en vente, les Manuſcrits & Imprimés qui auront ſervi de Copie à l'impreſſion deſdits Ouvrages, ſeront remis dans le même état où l'Approbation y aura été donnée, ès mains de notre très-cher & féal Chevalier le Sieur DE LAMOIGNON, Chancelier de France, & qu'il en ſera enſuite remis deux Exemplaires dans notre Bibliothéque publique, un dans celle de notre Château du Louvre, & un dans celle de notre très-cher & féal Chevalier, Chancelier de France, le Sieur DE LAMOIGNON ; le tout à peine de nullité des Préſentes : du contenu deſquelles vous mandons & enjoignons de faire jouir ledit Expoſant & ſes ayants cauſe pleinement & paiſiblement, ſans ſouffrir qu'il leur ſoit fait aucun trouble ou empêchement. Voulons qu'à la Copie des Préſentes, qui ſera imprimée tout au long au commencement ou à la fin deſdits Ouvrages, foi ſoit ajoutée comme à l'Original. Commandons au premier notre Huiſſier ou Sergent ſur ce requis, de faire pour l'exécution d'icelles tous Actes requis & néceſſaires, ſans demander autre permiſſion, & nonobſtant clameur de Haro, Charte Normande & Lettres à ce contraires. Car tel eſt notre plaiſir. DONNÉ à Verſailles le vingt-huitieme jour du mois de Décembre, l'an de grace mil ſept cent cinquante-ſept, & de notre Regne le quarante-troiſieme.

Par le Roi en ſon Conſeil.

LE BEGUE.

Regiſtré ſur le Regiſtre XIV. de la Chambre Royale des Libraires & Imprimeurs de Paris, No. 284. fol. 259. conformément aux anciens Réglemens, confirmés par celui du 28 Février 1723. A Paris le 2 Janvier 1758.

SAVOYE, Adjoint.

LIQUEUR
PURGATIVE
ET
VULNÉRAIRE.

§. I.

Expoſition de la nature du Remede.

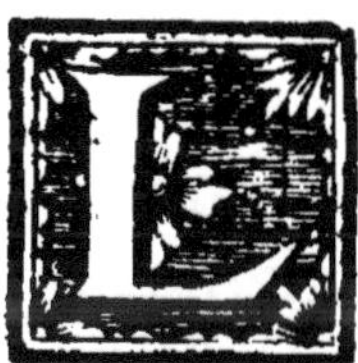

LES bons effets que produit un remede, ſont le plus grand éloge qu'on puiſſe en faire. L'unique but d'un Médecin, lorſqu'il ordonne l'uſage des lavemens, dans quelque maladie que ce ſoit, c'eſt de calmer, de rafraîchir, d'évacuer, ou de remettre les parties dans leur accord par l'uſage de ces bains intérieurs & ſalutaires. Le remede que l'on propoſe ici, produit tout à la fois tous ces effets. Doux, ſimple & ſavonneux de ſa nature, sa liqueur est purgative & vulnéraire : il dégorge les conduits, les déterge, en chasse promptement les matieres glaireuses, recuites & thorifiées. Il est souverain dans les dispositions inflammatoires du bas-ventre, les prévient, & même détruit promptement l'inflammation formée ; quelque chaleur qu'il y ait dans les entrailles, il s'insinue dans la matiere morbifique, & l'expulse aussi-tôt. Il est unique dans son genre, parce que la pratique enseigne que dans ces circonstances le grand feu des intestins empêche l'effet des autres remedes, qui ne font que glisser ; de même que quand les corps graisseux & résineux sont enflammés, l'eau est sans action, & ne fait qu'irriter l'incendie, au lieu de l'appaiser. Le remede dont il s'agit s'insinue toujours puissamment, & ce n'est pas quand les humeurs sont dans la plus grande fermentation qu'il produit les moindres effets, soit comme lavement, soit comme vomitif.

§. II.

Usage & maniere de se servir du Remede comme lavement.

Chaque phiole contient deux lavemens, dont la liqueur pese douze à treize gros, & la phiole à-peu-près autant. Remuez bien la phiole avant d'en introduire la liqueur dans la seringue remplie d'eau chaude, où vous la mêlerez facilement. Gardez le lavement cinq ou six minutes seulement, & le rendez après ce temps dès qu'il voudra sortir. Toutes les fois que la réitération sera nécessaire, on peut en prendre jusqu'à quatre dans un jour d'heure en heure, quand le mal est bien pressant, sinon de trois heures en trois heures. Dans une maladie ordinaire, on se contentera d'en prendre un le matin, & l'autre le soir.

Remarque essentielle dans l'usage de ce Remede.

On observera de prendre toujours un lavement d'eau simple, après avoir rendu le lavement purgatif. Vous verrez de nouveaux effets à chaque remede, ſurtout dans une conſtipation opiniâtre, où les excrémens ſont durcis, & pour ainſi dire calcinés, ou quand depuis long-temps des glaires ſe ſont attachées & rendues adhérentes aux parois des gros inteſtins : les derniers remedes pénétrant de plus en plus, achevent d'emporter celles de ces glaires que les premiers n'ont fait qu'ébranler. S'il y a cuiſſon au paſſage, elle ne ſera pas produite par le remede, mais par l'âcreté de la bile agglutinée, des glaires recuites & adhérentes. Dans ces cas, faites ſuivre le remede rendu d'un autre remede d'eau ſimple, qu'on peut même, quand ce dernier ne ſuffit pas, réitérer une ſeconde & une troiſieme fois, pour mieux délayer, par un grand lavage, l'acrimonie des humeurs qui corrodent les endroits où elles ſéjournent, & les glaires qui ont de la peine à ſe détacher. Par cette réitération les douleurs ſe diſſiperont à l'inſtant.

Cette pratique ne nuira jamais dans aucun cas; & au contraire elle ſera toujours bienfaiſante, ſi on eſt exact à la ſuivre. Il faut donc abſolument faire attention à ce que j'enſeigne, ſi l'on veut reſſentir promptement tous les bons effets de cette Liqueur purgative & vulnéraire.

Dose du Remede pour chaque tempérament.

Dans un danger évident, si la moitié de la phiole ne produit pas un prompt soulagement, vous prendrez les trois quarts, même la phiole entiere successivement d'heure en heure, c'est-à-dire, en commençant toujours par le tiers de la phiole, si on a le tempérament foible ; & par la moitié, si on a le tempérament bon ; venant ensuite au trois quarts, puis au total de la phiole pour un seul lavement, si le Malade a un tempérament robuste & des accidens difficiles à surmonter.

Si contre toute attente, ces remedes ainsi administrés n'agissoient pas assez ; & si cette dose ne produisoit aucun effet sensible par les selles, les urines ou la transpiration, alors il y a tout lieu de croire que le Malade est dans un danger évident de périr, & qu'aucun autre remede ne pourra plus le soulager, si celui-ci n'opére pas. Dans une pareille extrêmité, on ne risque rien de tenter encore la guérison par un autre lavement, si le Malade est abandonné.

Il faut cependant observer qu'il y a

des circonſtances où cette Liqueur, quoique très-active & fort pénétrante de ſa nature, ne laiſſe pas que d'agir avec beaucoup de force, lors même qu'on n'en voit point de très-prompts effets. Il eſt certain qu'il y a des amas d'humeurs ſi compacts, & quelquefois ſi durs & ſi calcinés, du ſable & du gravier ſi difficiles à pénétrer, qu'il faut du temps, & quelquefois pluſieurs jours pour en éprouver les bons effets; & cette Liqueur en s'inſinuant peu-à-peu dans les pores des corps étrangers qu'elle doit diviſer, ainſi que l'eau qui s'introduit dans ceux du ſucre & de tous les ſels après les avoir pénétrés par la réitération, elle produira à la fin l'effet d'un coin qui eſt pouſſé dans le bois, elle écartera & diviſera tout ce qui s'oppoſe à ſon paſſage; & après avoir ouvert toutes les voies, elle redonnera le mouvement aux fluides arrêtés, qui eſt abſolument néceſſaire pour l'entretien de la vie.

Pour les Enfants.

L'uſage de ce remede pour les enfants, en ſuivant ſon augmentation dans la même proportion, ſera d'un quart de la phiole pour ceux depuis deux ans & au-dessous jusqu'à sept, & d'un tiers depuis sept jusqu'à douze. A cet âge, quand l'enfant est bien constitué & d'un bon tempérament, il n'y a aucun danger de le traiter comme les adultes & personnes formées.

Non-seulement ce remede est propre aux hommes, mais il l'est encore aux animaux. Tout remede qui produit ce double effet, est marqué au bon coin : la répugnance la moins raisonnée est d'ailleurs vaincue, quand on voit opérer sur les brutes, & que leur guérison arrive par le même traitement qu'on nous propose pour nous-mêmes, proportions gardées dans les quantités.

Pour les Animaux.

A l'égard des animaux quadrupedes, on peut donc dire, sans préjudice de l'intérêt dû à l'humanité qui a toujours le premier pas, que la santé des brutes est cependant d'un si grand prix dans tous les Etats, qu'on ne doit pas la négliger, puisqu'elle en fait la principale richesse, & que ces animaux servent aussi à l'entretien de notre vie. Celui qui les traitera avec attention, doit se flatter d'un événement heureux, en donnant par degré une dose qui ne soit pas au-delà des forces de l'animal. Il faut proportionner la dose du remede dans tous les accidens, selon sa force & le tempérament. Un petit chien, par exemple, ou un jeune chat prendra dans de l'eau, dans du bouillon, ou dans du lait, quand on voudra le faire vomir, le demi-quart ou le quart de la phiole, ou même davantage, si la dose ne suffit pas.

On donnera la moitié de la phiole en lavement à un mouton, ou à tout autre animal de force relative.

On fera prendre la phiole entiere, & même plus, s'il y a nécessité, à un cheval ou à un bœuf malade, & davantage aux grands animaux, comme j'ai appris que cela s'étoit pratiqué dans des caravannes à l'égard des chameaux & autres animaux, qui étoient devenus malades en traversant des déserts. Au lieu de bouillon, on donne à l'animal, quand il a vomi, de l'eau blanche bien battue, & la plus attiédie qu'il se pourra pour la lui faire prendre : s'il ne la boit pas de gré, en ce cas mettez le cornet, & faites-la lui prendre un peu plus que tiéde.

Tout remede eſt avantageux, avec lequel on peut faire des épreuves certaines ſur les animaux ; il eſt encore meilleur, quand il a réuſſi. Celui-ci ſera toujours d'une grande utilité pour ceux qui ont des beſtiaux, puiſqu'il ſert encore à guérir leurs bleſſures, la galle, le farcin, &c.

C'eſt un ſecours que ce lavement pour le Médecin & pour le Malade, parce qu'il ſympatiſe très-bien avec les autres purgatifs ordinaires ; il contribue à rendre leur effet plus prompt & moins fatigant, les viſceres ſe trouvant par les déjections débarraſſés de groſſes matieres, des biles & des glaires. Si le Médecin purge avec la caſſe, la manne, la rhubarbe, les ſels & autres, & que ces drogues n'opérent pas, comme il arrive fort ſouvent à des tempéramens ſuffoqués par des amas conſidérables d'humeurs recuites, le Médecin verra avec ſatisfaction, en réitérant ce lavement purgatif & vulnéraire, les voies ſe dégager entierement par ſon action bienfaiſante. Il en tirera les mêmes ſecours dans ceux à qui pour des maladies particulieres l'uſage des eaux minérales a été preſcrit, & qui malheureuſement s'engorgent quelquefois en ceſſant de paſſer ; accidens qui n'ont que trop ſoûvent des ſuites funeſtes de ſuffocation & d'hydropiſie. Que le Médecin n'en craigne point l'uſage dans ce cas, même dans ceux où le lavement le plus violent reſte ſans effet, & met le Malade dans un danger manifeſte de périr, ſur-tout dans l'inflammation, l'hydropiſie, l'apopléxie. Celui-ci rappelle l'autre avec ce qu'il devoit entraîner ; il faut, en ce cas, les trois quarts de la phiole, & même la phiole entiere, quelquefois plus dans un accident extraordinaire. Qu'il s'en ſerve ſur-tout dans les inflammations du bas-ventre. Il eſt purgatif à la vérité, & le principe médical s'oppoſe aux purgatifs dans les inflammations ; mais ce remede ayant des vertus anodines, vulnéraires & balſamiques, ne peut que concourir avec ceux d'un pareil genre que le Médecin ordonne alors ; & je puis déclarer que dans le ſecret de ſa compoſition, que *je n'ai communiqué à perſonne*, il n'entre que des ſimples dont les ſucs n'ont point d'autres qualités. C'eſt entr'autres contre les obſtructions qu'il eſt merveilleux : on eſt étonné de la promptitude de ſes effets ; il pénetre les parties les plus rebelles, & par l'amas des humeurs fétides & vicieuſes qu'il ramene avec lui autant de fois qu'il eſt réitéré, & que cette réitération eſt néceſſaire, il fait juger démonſtrativement qu'il ne laiſſe rien après lui. S'il n'entraîne point d'humeurs, c'eſt qu'il n'y en a pas. Il n'irrite rien ; & quand il n'eſt point néceſſaire pour purger, il aura toujours procuré l'avantage de laver & de rafraîchir. Il eſt ſouverain dans les ſuppreſſions du flux menſtruel & hémorroïdal : on juge de ſes effets par le retour libre du cours de ces purgations. Il fait auſſi ceſſer les douleurs de tête lancinantes, les maux de cœur & les vapeurs, qui ſont fort ſouvent occaſionnées par une conſtipation opiniâtre, & le feu des entrailles qui portent aiſément le levain du vertige au cerveau, que l'uſage réitéré de cette Liqueur purgative & vulnéraire détruit auſſi-tôt.

L'équilibre de la ſanté n'eſt ſouvent dérangé que par le ſéjour des humeurs : (toute fracture ou autre accident extraordinaire à part). Elles deviennent âcres, corroſives, ſchirrheuſes, putrides, capables d'altérer, même de corrompre les ſolides dans les endroits où elles ſont fixées ; les évacuations des matieres dans la petite vérole, dans les fiévres malignes, ou de ceux qui ont le malheur d'être attaqués de la peste, les fiévres de divers genres & beaucoup d'autres maladies ; celles qui procédent d'ulceres & de certaines plaies, causent une infection capable de corrompre en un moment l'air, les alimens, d'offenser & d'altérer tous les corps voisins qui en sont impregnés, même de corroder l'or, tout compact qu'il est, & dont les pores sont si rétrécis. Il est étonnant que le moindre séjour de pareilles humeurs dans le corps humain, dont les organes sont si délicats, n'en dérange point aussi-tôt l'harmonie comme il arrive, mais encore qu'elles n'opérent point la désunion de ses parties, pour laisser aux bons remedes le temps d'agir & d'opérer l'expulsion de ces mortels ennemis; & certainement c'est au repos & à la stagnation des humeurs, par l'atonie des vaisseaux & autres accidens, que ces malheurs arrivent. Le sang, la lymphe, la bile, sont des liqueurs pures, douces, nourricieres & bienfaisantes, tant qu'elles conservent leur degré de circulation & de mouvement. Mais de même qu'il arrive à toutes les émulsions, le repos est le premier signal de leur fermentation, que la corruption ſuit de près. Les remedes les plus abondans, les meilleurs cordiaux, les vapeurs les plus agréables, ne feront que des palliatifs de fort peu de durée, tant que le Médecin n'attaquera pas la cauſe en évacuant tout de ſuite, & en rendant le cours libre aux liquides, & le ton aux parties.

§. III.

Comme vomitif. Doſe du Remede.

J'obſerve toujours avant de donner le remede comme vomitif, de le faire prendre en lavement. Auſſi-tôt qu'il ſera rendu, & que par ce moyen les ſecondes voies ſeront plus libres, alors on préparera le vomitif. La doſe ſera du quart pour une perſonne foible & délicate, d'un tiers pour un tempérament ordinaire, & de la moitié de la phiole pour un tempérament robuſte.

Si cette quantité ne ſuffit pas pour obtenir l'effet deſiré, l'on prendra environ un quart-d'heure après la moitié de la doſe qu'on a déja priſe, ou bien une doſe entiere pareille à la premiere; alors il eſt certain que ce remede ſera ſon effet par le haut, ou du moins par le bas, c'eſt-à-dire, par le vomiſſement ou par les ſelles, & quelquefois par la tranſpiration ou par les urines.

Il y a de certains tempéramens auſquels on eſt forcé de donner la phiole entiere : mais je conſeille de donner toujours ce remede peu-à-peu, comme je l'ai dit, afin de ne commettre aucune imprudence.

On mettra cette Liqueur par préférence dans une taſſe de bouillon gras ou maigre, qu'on aura fait tiédir ; & ſi on n'en a pas au moment, on le mettra dans un verre d'eau tiéde, ou bien dans de la biere ou dans du lait, ſi on eſt à la campagne. Ladite Liqueur peut être miſe dans une taſſe de thé, de café, de chocolat, ou dans du ſyrop ; enſuite on la fera avaler au Malade.

Doſe pour les Enfans.

On ſuivra la même proportion pour les enfans ; c'eſt-à-dire, qu'on pourra donner un demi-quart de la phiole à un enfant depuis ſa naiſſance juſqu'à deux ans, en obſervant de le pencher ſur le devant lorſqu'il voudra vomir.

On donnera un quart de la phiole à

un enfant depuis ſept ans juſqu'à douze; on lui en donnera même un peu plus, s'il eſt bien conſtitué ; & ſi le remede pris en pareille doſe ne fait pas aſſez d'effet, on en donnera davantage dans la même quantité de bouillon.

On obſervera que les tempéramens plus forts, & les cauſes d'une maladie plus obſtinée, ſouffrent une plus grande augmentation : c'eſt la bonne adminiſtration des remedes qui prépare les premiers moyens de rétablir la ſanté, & c'eſt l'uſage réitéré qui en aſſure la conſervation ; comme auſſi la négligence peut rendre ſans action le meilleur remede, s'il n'eſt donné à propos. Rien parconſéquent n'eſt plus important que de faire ſervir les Malades par des gens fideles, intelligens & adroits, ſur leſquels on puiſſe compter. Dans une pareille circonſtance, il faudra s'en rapporter à la prudence de celui qui donne le remede : il agira ſelon les variations de la maladie, il donnera le remede ſelon le tempérament & les forces du Malade ; s'il ſçait le donner à propos, le Malade en recevra toujours un très-prompt ſoulagement, & dans beaucoup d'occaſions il obtiendra une guériſon parfaite à l'inſtant même;

& l'on verra ſûrement que ce que les autres vomitifs n'auront pas produit avec tous les dangers des émétiques ordinaires, celui ci le produira en peu de minutes, ſans expoſer le Malade au moindre accident. Il n'y aura d'efforts qu'autant que la liqueur muqueuſe du fond de l'eſtomac ſe ſeroit exceſſivement épaiſſie & rendue adhérente aux parois de ce viſcere ; ce qui opére le relâchement de ſes fibres, & détruit ſon action ſur les alimens, en même temps que l'épaiſſiſſement vicie cette liqueur, qui eſt le premier ferment de la digeſtion.

On vomit ordinairement ſans effort beaucoup d'eau, de bile, de glaires gluantes comme de la colle : c'eſt l'extraction de ceux-ci qui opére quelques efforts, mais ils ne ſont point dangereux.

Il m'eſt revenu que pluſieurs perſonnes avoient agi avec imprudence, en donnant d'elles - mêmes des doſes au-delà de celles que je preſcris ; comme, par exemple, en faiſant avaler la phiole entiere, ſans aucun véhicule, à des enfans au-deſſous de ſept ans, & cela, parce que leſdites perſonnes ne connoiſſoient ni la force ni les propriétés de cette Liqueur, que j'ai refusées jusqu'aujourd'hui au Public, ne voulant pas accréditer davantage ce remede. Malgré cela, je n'ai point encore d'exemple que ce vomitif, dans les personnes même les plus délicates, ait produit irruption des moindres vaisseaux. Qu'il y ait effort ou non, il est bon, quelques minutes après les premieres évacuations, de donner au Malade quelque véhicule qu'on aura fait tiédir: le thé, la biere, le lait, sont bons; mais le bouillon gras ou maigre est préférable à tout. On peut également se servir de l'eau tiéde: elle aide aussi puissamment que tout autre breuvage à délayer les glaires, qui résistent pour se détacher ou pour sortir. Il y a des tempéramens qui produisent les glaires avec plus d'abondance que d'autres; & quand elles ont long-temps séjourné, c'est une humeur fâcheuse pour le dedans: on peut s'en convaincre quand elles sont sorties, en plongeant dans le vase qui les a reçues quelques brins de verges; vous attirerez toute la partie glaireuse, qui se tient & se plonge par des filamens qui ne finissent qu'avec la matiere même.

Cette matiere extirpée rend la digestion libre, donne aux liquides plus de fluidité. Le ſang ſur-tout qui a participé à cet avantage s'introduiſant dans les poumons, en chaſſera plus aiſément les matieres viſqueuſes qui en embarraſſent les bronches, & rendent l'aſpiration & la reſpiration courtes & difficiles ; ce qui produit encore un des grands embarras de la circulation. Le Médecin jugera par les ſymptômes diagnoſtics, comme la toux, l'embarras de la reſpiration, le défaut d'appétit, s'il reſte encore quelque mauvais levain dans l'eſtomac & dans toute la ſuite du canal inteſtinal ; & il réitérera, ſelon ſa prudence, le même vomitif, ſans qu'il y ait à craindre le moindre accident. Il peut même dans un beſoin preſſant le donner pluſieurs fois de ſuite dans le même jour, ſelon les conjonctures. Quand on eſt le maître du terrein, il vaut mieux n'en faire uſage qu'une fois.

Précautions.

On ſçait en Médecine que ceux qui ſont affligés de deſcentes, ou qui ont la poitrine trop reſſerrée par quelques vices de conformation, ne ſont pas propres à l'action des vomitifs, qui emportent des contractions & des dilatations de viscères, & s'étendent jusqu'aux ressorts de la poitrine. C'est au Médecin à diriger dans ces cas l'usage du remede selon la nécessité, & à ne le faire servir qu'en lavement, quand il n'est pas possible qu'il serve comme vomitif.

Contre les Vers.

Par l'usage de ce remede, toutes sortes de vers, sans en excepter un seul, seront chassés de toutes les parties du corps, où ils font leur demeure aux dépens du repos des Malades. J'en conserve un grand nombre. J'ai aussi quelques monstres que cette seule Liqueur a fait sortir du corps de plusieurs Malades. J'en ai vu d'autres qui ont été fort souvent assez heureux pour terminer des maladies de plusieurs années dont on n'avoit pas connu la cause, par un simple lavement, ou par un seul vomitif de cette Liqueur purgative & vulnéraire, qui a chassé tout de suite de leurs corps un seul ver, & quelquefois des quantités prodigieuses, même jusqu'à des milliers.

Dans des maladies plus opiniâtres, où il y a des amas énormes d'humeurs gluantes, qui servent en même temps

& de retranchement & de nourriture à la vermine, il faut continuer l'usage de ce remede jusqu'à leur entiere évacuation ; alors les vers n'ayant plus d'asyle certain pour se retrancher & se garantir des attaques réitérées du remede, dont ils craignent avec raison le goût & l'odeur, les Malades seront bientôt soulagés & guéris. J'aurois une infinité de choses intéressantes à raconter sur cette matiere, & sur les guérisons étonnantes que cette Liqueur a opérées ; mais je les passe sous silence pour terminer cet Article, qui apprendra à mes Malades combien il importe de connoître les maladies qui peuvent être occasionnées par les vers, pour les traiter avec succès.

Bonne précaution pour conserver les Enfans.

Dans le moindre soupçon des vers, sur-tout chez les enfans, où il n'est pour l'ordinaire que trop bien fondé, on peut donner ce remede avec une sage précaution, lequel venant à détruire tous les œufs de cette vermine dangéreuse, qui ne manqueroit pas d'éclorre dans son temps par la chaleur pénétrante des intestins entretenus par celle des autres viſceres qui les avoiſinent de toutes parts, leur évitera des accidens mortels qui ne ſont que trop fréquens. Avec l'uſage réitéré de cette liqueur, on empêchera les vers d'éclore, ce qui ſauvera la vie à des quantités prodigieuſes d'enfans qui ſont trop foibles pour réſiſter aux violentes attaques de cette vermine.

§. IV.

Apopléxie.

Pour prévenir l'attaque d'apopléxie, il faut être ſans ceſſe ſur ſes gardes contre tous les accidens dont je viens de parler, afin de n'y être pas ſurpris, & veiller ſur-tout à la liberté du ventre; car c'eſt une maxime générale de pratique, que la tête eſt rarement affectée tant que le ventre fait bien ſes fonctions.

Dans un état ſi fâcheux, ſi quelqu'un a le malheur d'être accablé par un tel accident, & que les remedes ordinaires viennent à ne pas réuſſir, & qu'au contraire ceux qui ſont trop âcres, & les ſels dont on ſe ſert en pareil cas, ne produiſent d'autres effets que de cauſer les douleurs les plus violentes dans l'eſtomac, l'inflammation, & des convulſions horribles dans le genre nerveux, & ſouvent la mort la plus violente : dans une ſituation ſi triſte, où on ne connoîtra plus de remede capable de retirer le Malade d'un danger auſſi évident de périr ; alors & ſans héſiter, il faudra tout tenter pour tâcher de lui ſauver la vie, ſuppoſé que cela ſoit encore poſſible ; & ſi les doſes ordinaires de mon remede ne ſuffiſent pas, il vaut mieux dans une ſi grande extrêmité lui donner des remedes un peu plus forts, cependant proportionnés à ſon état & à ſes forces, plutôt que de le laiſſer périr, comme cela arrive quelquefois, par une mort prompte, & d'ailleurs très-certaine : *Hæc potiora puto, quàm dulci morte perire.* Alors ſans plus attendre, il faudra lui donner un, deux ou trois lavemens de cette Liqueur les uns après les autres, de demi-heure en demi-heure ou environ ; & après les évacuations ſuffiſantes, on donnera enſuite le vomitif, toujours proportionné aux forces du Malade, comme je l'ai déja expliqué.

C'eſt dans une telle extrêmité où il faut que celui qui donne le remede, ait la plus grande intelligence pour en voir bientôt les heureux ſuccès ; & ſi celui qui le donne ne ſçait pas s'en ſervir à propos, en donnant une doſe trop foible ou trop forte, il peut facilement ne pas réuſſir avec le meilleur remede. La meilleure épée & le meilleur fuſil ne ſervent de rien dans les mains d'un aveugle. Pour moi quand je traite quelqu'un, je ſçais tirer le meilleur parti de mes remedes & de l'état du Malade, quelque dangereux qu'il puiſſe être; & quand le mal eſt tout-à-fait opiniâtre, j'ajoûte auſſi-tôt d'autres remedes à celui-ci, qui ſont doués de la plus grande vertu, comme on le voit par leurs bons effets, *& je guéris toujours dans le cas de poſſibilité.*

Quant à l'effet de mon remede, on verra qu'il n'y en a pas de plus prompt que celui qu'il procure. Il est évident par les principes qui compoſent cette Liqueur purgative & vulnéraire, qu'elle entre auſſi-tôt dans les routes du ſang & de la lymphe, qu'elle ſe mêle avec ces liqueurs pour les détremper, & les rendre plus douces & plus fluides, en chaſſant par une copieuſe évacuation abſolument néceſſaire en pareil cas, les matieres croupiſſantes & gluantes comme la colle, qui embarraſſoient la circulation, bouchoient les conduits,

& ſe fermoient à elles-mêmes le paſſage, à cauſe de leur viſcoſité naturelle qui vient pour l'ordinaire d'un principe froid.

La partie balſamique de cette Liqueur précieuſe, qui a la propriété de fortifier également les vaiſſeaux, agiſſant de ſon côté avec une égale force, réveillera bientôt le ſentiment perdu; elle excitera puiſſamment les ſucs languiſſans qui ſont engourdis, en leur imprimant tout de ſuite le mouvement, qui eſt le moyen le plus court de les atténuer, de les briſer & de les diviſer. juſqu'à ce qu'ils ayent acquis aſſez de force & d'impreſſion pour donner le cours aux fluides arrêtés par la compreſſion des vaiſſeaux, qui s'amolliront & s'étendront pour rendre le reſſort aux parties alors engourdies, comme on rend le mouvement à quelque choſe qui eſt arrêtée. Par la réitération de cette Liqueur donnée en lavement ou en vomitif, on verra chaque fois de nouveaux progrès, à meſure qu'elle s'inſinuera plus avant pour donner plus de vîteſſe au ſang, lequel par cette raiſon étant rendu beaucoup plus prompt dans ſa courſe, la chaleur s'augmentera ſûrement par degrés, & les particules ſubtiles

ſubtiles de l'air qui ſe trouvent mêlées avec les globules du ſang, étant raréfiées par l'impreſſion de la chaleur, comme cela arrive dans le thermometre ou dans l'eau chaude, &c. ſe développeront de plus en plus de toutes parts, & dilateront les tuniques des conduits, qui ſe déboucheront pour laiſſer reprendre le cours naturel des fluides. Et afin qu'ils ne ſe bouchent plus, & qu'on ne ſe trouve plus dans un pareil état, il faudra par précaution, & de temps en temps, faire uſage de cette Liqueur purgative & vulnéraire, qui préviendra & détournera d'autant mieux les accidens, que des perſonnes qui ſont tombées en apopléxie étant en voyage, & qui ont été guéries auſſitôt par les copieuſes évacuations du haut & du bas que cette Liqueur a procurées, ont été en état de partir deux heures après, étant très-bien rétablies.

On n'oubliera pas de donner dans l'intervalle de ce remede du bouillon, & tout ce qui peut procurer & ranimer les forces du Malade. Mais l'eſſentiel, & ce en quoi conſiſte le véritable moyen de la guériſon, c'eſt d'évacuer promptement le Malade par le bas & par le haut, & l'on verra dans l'inſtant les merveilleux effets du remede, *à moins que le Malade ne ſoit abſolument incurable, ce qui peut arriver dans pluſieurs occaſions*. Dans ce cas, on n'aura rien à ſe reprocher, après avoir tout tenté, & mis en uſage les meilleurs remedes pour procurer la guériſon. Il eſt donc prudent d'être en tout temps ſur ſes gardes contre ces accidens funeſtes, qui n'épargnent qu'un très-petit nombre de ceux qui ont le malheur de tomber dans cet affreux état, que l'on peut prévenir & détourner facilement par l'uſage réitéré de mes Remedes.

§. V.

Colique de Plomb. Verd-de-gris.

Les Doreurs, les Plâtriers, les Ouvriers des Manufactures des Glaces qui ſe ſervent de vif-argent pour le teint, pour ceux qui ont des foibleſſes ou des tremblemens à la ſuite des frictions mercurielles, il n'y a pas de plus prompt remede pour chaſſer le mercure du corps. Cette Liqueur eſt encore très-utile aux Ouvriers qui tirent les métaux des entrailles de la terre, étant ſujets dans pluſieurs occaſions à être ſuffoqués en respirant dans les mines les vapeurs arsénicales, qui sont poussées par les feux souterreins du centre à la circonférence.

§. VI.

Contre la Peste.

Ce n'est pas exagérer, en disant que ce remede est miraculeux dans tous les Pays qui sont affligés de la peste & de maladies pestilentielles, puisqu'il est vrai qu'il guérit pour l'ordinaire presque toutes les maladies contagieuses, s'il est donné à temps, à propos, & en dose convenable. Dans ces jours de calamités & d'horreur, où tout est confondu par le désespoir, on ne peut rendre un plus grand service à un Etat, que de préserver les Citoyens d'un fléau si redoutable, & de guérir ceux qui en en sont attaqués. Cette Liqueur sera de la plus grande utilité, si l'on s'en sert par précaution ; & si elle est administrée aux Malades, elle chassera promptement ce venin.

Merveilleux effets de cette Liqueur contre les venins & les maladies contagieuses.

Ayant beaucoup refléchi sur la nature

des venins, qui ſont ſi fréquens & qu'on examine ſi peu, j'ai compoſé cette Liqueur merveilleuſe, de façon qu'elle ſera toujours un puiſſant alexipharmaque, capable de chaſſer promptement les venins du corps des Malades. Tous ceux qui s'en ſont ſervi à temps & à propos dans les maladies contagieuſes & peſtilentielles, ont éprouvé par de promptes guériſons qu'elle eſt une thériaque aſſurée contre tous les venins élémentaires, très-bonne pour éteindre par ſon uſage réitéré leur action mortifere ; elle eſt un baume parfait pour la guériſon des plaies, des ulceres les plus cauſtiques, parce que l'eſprit doux & balſamique qui réſide dans cette Liqueur, dulcifie en peu de temps tous les ſels âcres & mordicans que la nature des venins pourroit introduire dans nos corps.

Ceux qui par état ſont expoſés à ſervir les Peſtiférés, ont reconnu par l'expérience les bons effets de cette Liqueur, & des autres ſpécifiques que je leur ai envoyés, par le moyen deſquels ils fréquentent les Malades avec plus de ſûreté. A l'égard des bubons & des tumeurs, on peut mettre des compreſſes deſſus imbibées de ladite Liqueur, qu'on renouvellera à meſure que la Liqueur pénétrera. Il faudra en injecter très-ſouvent quand ils ſeront ouverts. Il n'y a aucun venin ni aucune corruption qui ſoit capable de réſiſter à cette Liqueur précieuſe, ſi elle eſt donnée à temps, à propos, & en ſuffiſante quantité, pour expulſer le venin de toutes les parties du corps. Il faudra donc réitérer l'uſage du remede juſqu'à ce qu'il ait ſurmonté & chaſſé entierement le venin ; ce qui arrivera quelquefois tout de ſuite, & en d'autres occaſions dans peu de jours, quand le mal eſt rebelle par la qualité ou quantité du venin.

Quand on guérit ainſi les maladies peſtilentielles, on doit penſer avec raiſon que le ſuccès ſera également heureux, & même plus prompt dans des maladies moins dangéreuſes, quoique toujours mortelles ; comme, par exemple, dans les fiévres malignes, putrides, petites véroles, flux de ſang, maux de gorge, & toutes autres de cette eſpece, de quelque nature qu'elles puiſſent être, pour leſquelles ce remede eſt un des meilleurs qu'il ſera jamais poſſible d'avoir.

§. VII.

Effets du Remede, & généralité des maladies auxquelles il eſt propre.

Ce remede eſt propre pour toutes les maladies où il y a plénitude, engorgement & relâchement de parties. Pour en fixer l'uſage aux cas les plus fréquens, ſi vous le donnez en vomitif, & même dans certaines occaſions au dernier période d'une fluxion de poitrine, & quand l'oppreſſion eſt telle qu'on n'attend plus qu'une fin prochaine, vous verrez le Malade rendre une grande quantité de bile, de glaires, de pus ou de ſang caillé. Donnez des bouillons de demi-heure en demi heure en petite quantité, & des lavemens de cette Liqueur purgative & vulnéraire de quatre en quatre heures. Ce ſeul traitement eſt capable de le ſauver, à plus forte raiſon quand on s'en ſert à temps.

Ce remede pris par haut & par bas eſt ſouverain pour les gens gros & replets, pour les perſonnes ſtudieuſes qui ne ſont point d'exercice & gardent ordinairement le cabinet, & en général pour tous ceux, comme je l'ai dit, qui ont des affections apoplectiques. L'uſage fréquent de ce remede écarte bientôt ces affections soporeuses, & l'approche d'un mal aussi cruel qui fait périr subitement. Il est souverain contre l'hydropisie, les coliques en général, & celles des Peintres, Plombiers, Doreurs, Plâtriers, Ouvriers en teint de Glaces, & tous ceux qui emploient le vif-argent: il dissipe les foiblesses & les tremblemens qui sont occasionnés par les frictions, ou par l'usage des boles de mercure. En un mot, ce remede guérit, voilà sa propriété par excellence, il produit toujours son effet au bout de quelques minutes, & s'il n'y a d'autres causes de maladie qui engagent le Malade à garder le lit, il permet de sortir & de vaquer à ses affaires une demi-heure après qu'on l'a pris.

Les substances qui entrent dans la composition de ce remede, sont douées des plus grandes vertus. Leur qualité purgative, fondante, résolutive, pénétrante, vulnéraire, anti-scorbutique, anti-vermineuse & sudorifique, &c. donne de l'action pour la filtration du sang. Elles poussent du centre à la circonférence, & opére l'évacuation des impuretés par les pores & par les vaisseaux ſécrétoires extérieurs. Voilà leur effet dans l'intérieur.

§. VIII.

Uſage de la Liqueur en topique.

Servez-vous-en auſſi extérieurement dans le panſement des plaies même gangrénées par un vice local ſeulement, en les lavant ſoir & matin, & le plus ſouvent qu'il ſera poſſible avec la Liqueur pure. Si c'eſt un vieux mal invétéré, on la mêle avec de l'eau commune ou de pluie, depuis une juſqu'à ſix phioles, ou davantage, ſur une pinte d'eau meſure de Paris, qui peſe deux livres. Vous tiendrez une compreſſe toujours imbibée de cette Liqueur ſur la plaie. Si elle eſt profonde, il faut y injecter pluſieurs fois de cette Liqueur, juſqu'à ce qu'elle ſoit nette, & réitérer fréquemment dans le même jour. Placez enſuite dans le ſinus de la plaie des tentes imbibées de cette Liqueur, chauffée dans un vaſe de terre neuf, & non autrement. Ne laiſſez point ſécher les tentes & les compreſſes : imbibez toujours juſqu'à parfaite guériſon. Si cette Liqueur mêlée avec de l'eau ne procure pas un ſoulagement aſſez prompt, on doit ſans héſiter ſe ſervir de la Liqueur pure.

Conſeil aux Malades.

Par rapport aux qualités du remede que j'annonce actuellement, j'ajoute qu'avec ſon uſage intérieur & les autres préparations que le Médecin preſcrira à mon défaut, s'il en eſt beſoin, aux Malades éloignés de moi, il eſt encore admirable comme topique, en s'en ſervant, comme je viens de l'enſeigner, pour les plaies, dans les maladies de la peau, ſans qu'on doive craindre qu'il faſſe rentrer l'humeur, telles que la galle, la teigne, la gratelle, les dartres vives ou farineuſes, les brûlures, coupures, les bubons peſtilentiels, & ſurtout la goutte, qu'il ſoulage promptement, &c. Obſervez ſeulement d'appliquer la Liqueur la plus chaude que vous la pourrez ſouffrir en injections; elle guérira les fiſtules, les abſcès du fondement & les ulceres. On verra en obſervant un traitement relatif pour l'intérieur, & après l'expulſion de la matiere, la plaie ſe conſolider par ſon fond, ſe fermer, & ſe cicatriſer entierement à l'orifice; ce qui paroîtra peut-être un paradoxe à ceux qui croient qu'il n'y a que le fer qui ſoit capable de dégager le pus, & d'empêcher les progrès de la fiſtule en clapiers & autres progreſſions, tant qu'elle n'eſt point ouverte juſqu'à ſon fond; que ce traitement peut ſeul produire une ſuppuration ſalutaire, & donner les grains charnus du fond de la plaie. Quelqu'un menacé d'une opération douloureuſe, & ſouvent de l'amputation d'une partie du rectum, que l'on fait deſcendre enſuite avec des pinces, ce qui ne cauſe pas de légers déſordres, & ne marche point ſans danger, peut bien, avant que de s'y réſoudre, eſſayer des injections de cette Liqueur. Quand il vient à moi, d'autres remedes ajoûtés à celui-là terminent ſûrement l'affaire en bref. Il eſt peu de cas, dans cet accident, où une ſurſéance de quinze jours ou trois ſemaines puiſſe produire quelqu'inconvénient; il n'y reviendroit que trop tôt, s'il pouvoit arriver qu'il n'éprouvât pas d'abord un grand ſoulagement. Par la nature & la qualité de la matiere ſuppurative, le Médecin toujours de bonne foi, jugera du progrès de la cure, dont il peut encore s'aſſurer en faiſant ſonder avec adreſſe pour connoître le fond de la plaie. Les fistules ou les plaies qui ont des sinus ou des cavités, ont besoin de ce dernier témoignage ; car dans les autres leur inspection seule suffit.

Bain de propreté très-utile à la santé.

A l'égard des personnes qui ont des fleurs blanches, ou des écoulemens de sanie purulente, de quelque cause & par quelque accident que ces sortes de maladies puissent arriver, il est certain qu'on ne peut pas trouver un meilleur remede pour les guérir. L'usage de cette Liqueur en injection, comme je l'ai dit à la page 96 de ma Dissertation, ou pour se laver, est si merveilleux, que les chairs les plus pourries par une maladie affreuse, qui n'est que trop commune, seront bientôt guéries si l'on s'en sert souvent. Il n'y a point de chancre ni d'ulcère, quelque part où ils puissent être dans les deux sexes, que cette Liqueur ne puisse détruire promptement, si l'on a soin de baigner souvent les parties affligées. On mettra, par exemple, la valeur de cinq ou six phioles, plus ou moins selon l'accident, de cette Liqueur purgative & vulnéraire, dans un demi-bain d'eau ſimple & chaude, c'eſt-à-dire de celle qu'on boit, & à proportion dans une cuvette, dans laquelle on reſtera au moins l'eſpace d'une heure, après laquelle on jettera l'eau qui eſt gâtée. Si le mal eſt intérieur, il faudra s'injecter avec l'eau du bain le plus ſouvent qu'il ſera poſſible, on éprouvera bientôt de grands ſoulagemens, même dans l'inflammation & dans la gangrene, & enſuite la guériſon au moyen des remedes que j'ajoûterai à cette Liqueur, lorſque la nature du mal l'exigera.

Les Dames peuvent mettte tous les jours une phiole de cette Liqueur dans de l'eau, avec laquelle elles ſe lavent; par cette précaution il eſt certain qu'elles pourront ſe garantir de pluſieurs accidens fâcheux qui corrompent le ſang, c'eſt aſſez m'expliquer: parce que cette Liqueur ſi ſalutaire eſt ennemie de toute corruption; elle conſervera toutes les parties qui en ſeront lavées dans le meilleur état de pureté & de fraîcheur, en expulſant tout ce qui eſt infect & corrompu. Les perſonnes qui s'en ſervent tous les jours par précaution, comme auſſi dans l'état de maladie, connoiſſent par leur expérience les bons effets de cette Liqueur qui les conserve en santé, & par le moyen de laquelle elles se préservent des accidens qui sont si funestes au Sexe.

Réflexion à faire.

Si cette Liqueur purgative & vulnéraire est capable de faire un si grand bien, quand on s'en sert en topique, comme l'expérience de tous les jours le prouve, on doit à plus forte raison en attendre un merveilleux effet, lorsqu'on la prendra en vomitif & en lavement. Si elle a la faculté de guérir parfaitement toutes sortes de blessures, & les membres pourris par des ulcères dégoûtans, ou par des chancres &c.... ce qui n'arrive pas dans l'usage des purgatifs de la méthode ordinaire, qui ne sont pas capables de guérir la moindre plaie, de quelque maniere qu'on les puisse appliquer, on doit penser avec raison qu'elle sera le meilleur de tous les remedes pour l'usage intérieur du corps humain. Il ne peut donc rien arriver de mieux aux Amis de la santé, mais surtout aux Voyageurs exposés à mille dangers, que d'avoir en petit volume un remede merveilleux, doué des plus grandes vertus, avec lequel ils pourront prévenir les maladies, & guérir, pour ainſi dire, au moment toutes celles qui pourront leur arriver dans les voyages de long cours.

J'ai prévenu, par les démonſtrations anatomiques, l'objection des perſonnes ſimples, ou prévenues mal-à-propos, qui doutent qu'un lavement & un vomitif ſoient capables de produire de ſi grands effets. Leur étonnement doit ceſſer abſolument, puiſque toute liqueur introduite dans le duodénum & le rectum, pour remonter & pour deſcendre, & s'introduire par le méſentere & le méſocolon par toute l'habitude du ſang, y produira l'effet qu'on attend des propriétés du remede introduit.

Il ne me reſte plus qu'à faire remarquer que dans la compoſition du remede, les ſimples & toutes les ſubſtances qui le forment, produiſent une Liqueur incorruptible, étant préparé de façon qu'il ne peut que s'améliorer en vieilliſſant. Cette Liqueur réuſſira parfaitement dans les climats les plus oppoſés les uns aux autres : chez les peuples qui vivent ſous la zône glaciale, & encore plus chez les nations que le Soleil brûle & noircit par la vive ardeur de ſes rayons ; & où, par cette raiſon, le danger eſt beaucoup plus grand, à cauſe de la chaleur exceſſive qui cauſe l'inflammation dans la bile, dans le ſang & dans les entrailles.

§. IX.

Ce Remede eſt incorruptible ; on peut le tranſporter dans les quatre parties du Monde. Son uſage pour les troupes, ſurtout dans les régions méridionales, pour les Négres & pour tous les Animaux.

Ce remede peut être tranſporté par terre & par mer, ſans rien perdre de ſa qualité, dans les régions les plus chaudes, & juſques ſous la Ligne. A l'égard des plus froides, il faut emballer avec un grand ſoin les caiſſes avec du foin bien comprimé, pour empêcher l'action de la gelée ſur les phioles, qui les feroit certainement caſſer. Avec un ſi bon remede on peut facilement, & avec peu de dépenſe, abréger les maladies & ſauver des milliers de Malades, ſoit dans les Hôpitaux, ou dans les Armées de terre ou Navales, ſans leur donner, pour ainſi dire, le temps d'entrer dans ces Maiſons où ils reſpirent pour l'ordinaire un air dangéreux, capable d'augmenter leurs maladies, parce qu'il eſt impur, étant rempli des écoulemens d'une multitude de Malades infectés de toutes ſortes de maladies, qui cauſent la mort aux moins robuſtes, & font enſuite périr les autres par la puanteur inſupportable, & les exhalaiſons dangéreuſes qui corrompent l'air en ſortant de leurs cadavres. Il importe donc beaucoup plus qu'on ne peut le dire de ne reſpirer qu'un air pur, ſur-tout lorſqu'on eſt malade, parce que le bon air nous garantit contre les atteintes des maladies : *Eſt in aëre occultus vitæ cibus, & vita omnium rerum*, dit un Philoſophe. Cette nourriture cachée, cette mane qui arroſe ſans ceſſe toutes les parties de l'Univers, qui leur donne une nouvelle trempe, qui fait toutes les végétations, les productions, l'accroiſſement & la multiplication des corps, eſt dans l'air ; & l'air eſt, pour ainſi dire, l'eſtomac de la grande machine, d'où découle le chyle univerſel, lequel eſt plus connoiſſable en certains endroits de la terre que dans d'autres.

Cette affaire étant de la plus grande utilité pour le bien d'un Etat, doit exciter l'attention la plus ſérieuſe. Dans les dernieres guerres, tous les Officiers qui s'en ſont ſervis & qui en ont donné à leurs Soldats, en ont éprouvé les merveilleux effets ; il leur a rendu la ſanté, & des forces capables de les faire réſiſter aux fatigues qu'ils étoient obligés d'eſſuyer & aux incommodités des voyages. Avec ce ſeul remede on peut guérir promptement des Armées attaquées de flux de ſang, dyſſenteries, fiévres, & toutes maladies épidémiques & peſtilentielles qui dépeuplent la terre. C'eſt le ſort cruel de tous les hommes d'être ſujets aux infirmités, & l'on ne peut trop dire à combien d'accidens mortels on eſt expoſé, lors même qu'on jouit de la meilleure ſanté. Le plus grand calme eſt toujours l'indice d'une affreuſe tempête : les jeunes & les vieux, les forts comme les foibles, & ceux qui ſont bien ou mal conſtitués, ſont tous du même âge dès le moment qu'ils ſont ſujets à périr par un ſimple accident qui les arrête au milieu de leur carriere : une ſimple indigeſtion devient quelquefois mortelle, quand on ne ſçait pas la traiter. Quelqu'un ſur-tout qui eſt en voyage, qui ſe trouve incommodé au ſortir d'un repas par la quantité ou la mauvaiſe qualité des alimens ou des boiſſons dont il n'aura pas eu le choix, ſera guéri tout de ſuite par cette Liqueur précieuse, s'il la prend d'abord en lavement comme je l'ai indiqué, & ensuite en vomitif. Le danger de la maladie cessera au premier remede, & le Voyageur pourra continuer sa route, comme cela est arrivé plusieurs fois, à moins qu'il n'y ait complication de maux, ou qu'il survienne des sueurs abondantes qui ne permettent pas de sortir de la chambre. Les Soldats sont pour l'ordinaire des hommes robustes & courageux; malgré cela on en fait assez souvent des hommes très-foibles & incapables de servir l'Etat, à force de les exténuer par une diette rigoureuse.

Il faut se servir des remedes qui attaquent la véritable cause des maladies; & c'est le propre de cette Liqueur, qu'on doit certainement regarder comme un remede d'Etat, par la grande utilité que les Souverains peuvent en tirer pour procurer une prompte guérison à leurs Sujets dans les calamités publiques, sur-tout dans les Pays affligés de la peste, & de toutes autres maladies épidémiques qui attaquent également les Armées de terre & de mer, où les Gens de guerre peuvent encore guérir leurs blessures sans le secours des Chirurgiens, lesquels étant trop occupés dans un jour d'action, pourront donner leurs soins avec plus de facilité aux plus malades. La plus légere blessure devient mortelle, si elle n'est pas bientôt pansée, & c'est pour ceux-là que cette Liqueur vulnéraire sera d'une très-grande utilité, en leur faisant trouver dans un seul remede qui a de si grandes propriétés, une Liqueur salutaire qui opérera en très-peu de temps la guérison de leurs blessures; & par ce moyen ils reprendront leurs services sans être affoiblis, & ils éviteront d'aller à l'Hôpital, où ils sont pour l'ordinaire infectés par le mauvais air qu'ils y respirent; ce qui leur cause souvent des maladies mortelles. Il est aisé de comprendre que ce remede est des plus utiles qu'il y ait dans le monde, pour les Souverains & pour les Habitans de tous les Pays de la terre, auxquels il rendra la santé dans toutes sortes d'accidens, s'ils sçavent s'en servir à propos.

Ce remede, qui est souverainement anti-scorbutique, a rendu tant de service aux marins qui sont instruits de ses vertus par ses bons effets, qu'ils n'entreprennent plus de voyage sans en faire leur provision, pour ne se pas trouver au dépourvu dans un accident pressé. Ces mêmes vertus ont pénétré dans plusieurs Colonies, où je fais parvenir le remede quand on le demande. Il est tout-à-fait propre à la guérison des maladies dans les régions les plus chaudes; & les différens avis que j'en ai reçus, m'apprennent que c'est de tous ceux qu'on y emploie, celui qui réussit le mieux. Je serois infini, si je voulois détailler le nombre surprenant de guérisons qu'il a procurées. On me marque sur-tout qu'il est analogue à la nature des Négres : on n'emploie dans toutes leurs maladies que ce seul remede en lavement & en vomitif, & ils se trouvent guéris des fiévres, des indigestions & des hydropisies, auxquelles, sur le retour & à l'entrée de la vieillesse, ils sont sujets. Je n'hésite pas de dire que pour leur piam, & pour quelqu'autre maladie dont ils guérissent peu, ou dont ils guérissent mal, je ne refuserai pas de fournir à leurs maîtres d'autres remedes à part, dont le secours leur rendra promptement la santé, & leur travail doux & supportable.

Pour la Goutte.

Cette Liqueur purgative fait en pareil cas des merveilles, quand on la donne en lavement & en vomitif comme je l'ai dit, ſur-tout à des Sujets pléthoriques, ſans exercice, dans une coction d'humeurs dépravées, dont les premieres voies étoient abſolument engorgées. L'effet de ma Liqueur dans ces cas eſt un vrai débondement, & il n'a jamais manqué de procurer du repos & de diminuer la durée du paroxiſme ou accès ; mais quand la douleur eſt paſſée, il n'y a certainement que de bons effets à attendre des remedes, lorſqu'ils ſont propres à la cure de la maladie ; & dans celle-là, comme dans celle du calcul qui l'accompagne aſſez ordinairement pour le malhenr de l'humanité, on ne doit pas dire que la nature s'eſt réſervée à elle ſeule l'expulſion de la matiere morbifique, que quand on ne les connoît pas, & qu'on n'a point de ſecours utiles à lui procurer.

Petite-Vérole.

Ceux qui ſeront à portée de ſe ſervir de cette Liqueur, en verront toujours les merveilleux effets, même dans les plus grands dangers. Mais elle réussira bien plutôt, si l'on en peut faire usage aux premiers indices de cette maladie. Dans un pareil cas, je n'hésite jamais de faire prendre avant l'éruption, ou dans le moment même de l'éruption, un lavement de cette Liqueur, à quelle heure que ce puisse être, & même dans le temps des régles, si la nécessité l'exige, & si la Malade est exposée à quelque danger, lorsque l'éruption arrive dans un temps si critique. Je fais prendre un lavement le matin, & un autre le soir, & même de quatre heures en quatre heures, ou plutôt si le besoin le demande. Dans l'intervalle des lavemens, je soutiens l'effet de cette Liqueur purgative, par l'action d'un vomitif de cette Liqueur pris dans un bouillon. (Il faut voir l'article du Vomitif, *page* 29.) Je le réitere le même jour ou le lendemain, si les circonstances viennent à l'exiger.

FIN.

PRIVILE DU ROI.

LOUIS, par la grace de Dieu, Roi de France & de Navarre; A nos amés & féaux Conseillers les Gens tenant nos Cours de Parlement, Maîtres des Requêtes ordinaires de notre Hôtel, Grand-Conseil, Prévôt de Paris, Baillifs, Sénéchaux, leurs Lieutenans Civils, & autres nos Justiciers qu'il appartiendra; SALUT. Notre amé CL. J. B. HÉRISSANT, Fils, Libraire à Paris, Nous a fait exposer qu'il desireroit faire imprimer & donner au Public un Ouvrage qui a pour titre : *Dissertation Physico-médicale sur les causes de plusieurs maladies dangéreuses, & sur les proprietés d'une Liqueur purgative & vulnéraire*, s'il Nous plaisoit lui accorder nos Lettres de Permission pour ce nécessaires. A ces causes, voulant favorablement traiter l'Exposant, nous lui avons permis & permettons par ces Présentes de faire imprimer ledit Ouvrage autant de fois que bon lui semblera, & de le vendre, faire vendre & débiter par tout notre Royaume pendant le temps de *trois années* consécutives, à compter du jour de la date des Présentes. Faisons défenses à tous Imprimeurs, Libraires, & autres personnes, de quelque qualité & condition qu'elles soient, d'en introduire d'impression étrangere dans aucun lieu de notre obéissance; à la charge que ces Présentes seront enregistrées tout au long sur le Registre de la Communauté des Imprimeurs & Libraires de Paris dans trois mois de la date d'icelles; que l'impression dudit Ouvrage sera faite dans notre Royaume & non ailleurs, en bon papier & beaux caracteres, conformément à la feuille imprimée attachée pour modele sous le contrescel des Présentes; que l'Impétrant ſe conformera en tout aux Réglemens de la Librairie, & notamment à celui du 10 Avril 1725; qu'avant de l'expoſer en vente, le Manuſcrit qui aura ſervi de copie à l'impreſſion dudit Ouvrage, ſera remis dans le même état où l'Approbation y aura été donnée, ès mains de notre très-cher & féal Chevalier, Chancelier de France, le Sieur DE LAMOIGNON; & qu'il en ſera enſuite remis deux Exemplaires dans notre Bibliothéque publique, un dans celle de notre Château du Louvre, & un dans celle de notre très-cher & féal Chevalier, Chancelier de France, le Sieur DE LAMOIGNON; le tout à peine de nullité des Préſentes. Du contenu deſquelles vous mandons & enjoignons de faire jouir ledit Expoſant & ſes Ayans cauſes pleinement & paiſiblement, ſans ſouffrir qu'il leur ſoit fait aucun trouble ou empêchement. Voulons qu'à la copie des Préſentes, qui ſera imprimée tout au long au commencement ou à la fin dudit Ouvrage, foi ſoit ajoutée comme à l'Original. Commandons au premier notre Huiſſier ou Sergent ſur ce requis, de faire pour l'exécution d'icelles tous actes requis & néceſſaires, ſans demander autrés permiſſions, & nonobſtant clameur de Haro, Charte Normande & Lettres à ce contraires. Car tel eſt notre plaiſir. Donné à Verſailles le vingt-huitieme jour du mois de Décembre, l'an de grace mil ſept cent cinquante-ſept, & de notre Regne le quarante-troiſieme.

Par le Roi en ſon Conſeil,

LE BEGUE.

Regiſtré ſur le Regiſtre XIV. de la Chambre Royale des Libraires & Imprimeurs de Paris, N°. 284. fol. 259. conformément aux anciens Réglemens confirmés par celui du 28 Février 1723. A Paris le 2 Janvier 1758.

SAVOYE, *Adjoint.*

www.ingramcontent.com/pod-product-compliance
Ingram Content Group UK Ltd.
Pitfield, Milton Keynes, MK11 3LW, UK
UKHW020921180726
13838UKWH00002B/671